Anaesthesiology and Resuscitation
Anaesthesiologie und Wiederbelebung
Anaesthésiologie et Réanimation

35

Editores

Prof. Dr. R. Frey, Mainz · Dr. F. Kern, St. Gallen
Prof. Dr. O. Mayrhofer, Wien

Die Störungen

des Säure-Basen-Haushaltes

Herausgegeben von

V. Feurstein

Mit 59 Abbildungen

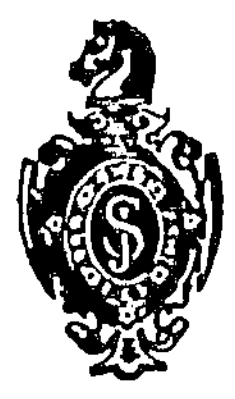

Springer-Verlag Berlin Heidelberg New York 1969

Univ.-Doz. Dr. V. Feurstein

Leiter der Anaesthesieabteilung
des Landeskrankenhauses Salzburg

ISBN-13: 978-3-540-04407-9   e-ISBN-13: 978-3-642-99956-7
DOI: 10.1007/978-3-642-99956-7

Titel-Nr. 7391

Vorwort

Kein Kliniker kann heute an der Tatsache vorbeigehen, daß die Erhaltung des physiologischen Gleichgewichtes im Stoffwechsel zu den Grunderfordernissen der Überwachung und Behandlung Schwerkranker gehört. So sehr auch die Kontrolle des Wasser-, Salz- und Energiehaushaltes in den letzten Jahren in den Vordergrund gerückt ist, so überzeugend auch die Fortschritte auf dem Gebiet der vollständigen parenteralen Ernährung sind, so bleiben doch mit all diesen Fragen die Bedingungen des Säure-Basenstatus in Blut und Geweben untrennbar verbunden. Die technischen Möglichkeiten der Erfassung und Differenzierung von Abweichungen der normalen Wasserstoffionenkonzentration im kapillaren Blut sind dank moderner Mikromethoden relativ einfach geworden und scheinen heute jeder klinisch arbeitenden Station zumutbar zu sein. Für besondere therapeutische Aufgaben aber sind sie absolut erforderlich.

Wie rasch respiratorisch oder metabolisch bedingte Verschiebungen im Säure-Basenhaushalt eintreten können, wie schwerwiegend ihre Folgen sind und mit welch einfachen Mitteln sie sich manchmal korrigieren lassen, vermag nur der zu übersehen, der bei allen Störungen des physiologischen Regulationsmechanismus – seien sie durch unzureichende Nahrungsaufnahme, durch renales Versagen, durch eine respiratorische Insuffizienz, oder durch andere Faktoren bedingt – in seine therapeutischen Überlegungen auch das Ergebnis der Blutgasanalyse einbaut.

So geht diese Sammlung von Vorträgen, die auf der X. Gemeinsamen Tagung der Zentraleuropäischen Anaesthesiegesellschaften 1967 in Salzburg gehalten worden sind, weit über das Fachgebiet der Anaesthesiologie hinaus und berührt Fragen, die jeden Kliniker interessieren müssen. Wenn wir von anaesthesiologischer Seite mit dem vorliegenden Band dazu beitragen können, nicht nur innerhalb unseres eigenen Faches, sondern für die gesamte Therapie, die Bedeutung der Blutgasanalyse herauszustellen, dann ist die Mühe um die Veröffentlichung dieser wertvollen Beiträge reich belohnt worden.

Salzburg, November 1968   V. Feurstein

Inhaltsverzeichnis

Aktuelle Fragen der Physiologie des Säure-Basen-Gleichgewichtes
(H. Langendorf) 1

Metabolische Veränderungen des Säure-Basen-Haushaltes in der
operativen Medizin (P. Lawin) 10

Die respiratorischen Störungen des Säure-Basen-Gleichgewichtes in
der operativen Medizin (M. Halmágyi). 22

Der Einfluß von pH-Änderungen des Blutes auf die Wirkung von
Pharmaka (H. Konzett) 30

Untersuchungen über die Säure-Basenverhältnisse nach Schädelhirntraumen (H. Eisterer, R. Kucher, E. Kutscha-Lissberg, F.
Marsoner, H. Spängler, H. Vagacs und P. Zeitelberger) . . 35

Veränderungen des Säure-Basen-Haushaltes bei gefäßchirurgischen
Eingriffen (O. H. Just) 42

Blutgasanalysen bei Larynxexstirpationen (P. Scheck). 48

Vermeidung und Behandlung von Säure-Basen-Störungen und
Asphyxie des Neugeborenen (D. Langrehr) 51

Veränderungen des Säure-Basen-Haushaltes und deren Auswirkung
auf die Organdurchblutung von Leber und Niere beim haemorrhagischen und traumatischen Schock (W. E. Zimmermann) 58

Acidose als Ursache postoperativer Schockzustände (F. Gozon). . . 78

Beobachtungen bei Stoffwechselalkalosen (A. Benke, G. Pramesberger und W. Unger) 80

Beitrag zur Frage der Sauerstoffaufnahme und adäquaten Ventilation
in Hypothermie (R. Gattiker, R. Terzic und G. Hossli) . . . 85

Das Verhalten des Laktat-Pyruvatspiegels und des Excesslaktats bei
Störungen des Säure-Basen-Gleichgewichts (E. Kolb und J.
Eckart) 93

Beurteilung und Therapie der Veränderungen von pH, pCO_2, HCO_3^-
und pO_2 im Blut nach neuen Nomogrammen (N. Heisler und
R. Schorer) 100

Postoperative metabolische Störungen als Folge einer Routine-Thera-
pie (F. W. Ahnefeld und M. Halmágyi) 107

Lokale Störungen des Säure-Basen-Gleichgewichtes bei der Lokalanaesthesie mit Pressorsubstanzen vom Katecholamin- und Neurohypophysaeren Typus (P. KLINGENSTRÖM, B. NYLÉN und L. WESTERMARK) 111

Verhalten des Gasaustausches und des Kreislaufes bei apnoischer Oxygenation (R. SCHORER, K. J. BLASCHKE und N. HEISLER) . . 115

Säure-Basen-Haushalt bei der Eigenblutverdünnungsperfusion (C. MÜLLER) 119

Blutgasveränderungen nach Abdominaleingriffen (O. LAEPPLE). . . 125

pH-Wert und Pufferkapazität kolloidaler und kristalloider Infusionslösungen (F. W. AHNEFELD, M. HALMÁGYI und I. ALBERTS) . . . 131

Fehlerquellen der Meßverfahren des Säure-Basen-Haushaltes (W. E. ZIMMERMANN und B. BREITHAUPT) 135

Diskussion 143

Verzeichnis der Referenten

AHNEFELD, F. W., Priv.-Doz. Dr., Anaesthesieabt. der Medizinisch-Natur-
wissenschaftlichen Hochschule Ulm/D.

ALBERTS, I., Dr., Institut für Anaesthesiologie der Universität Mainz

BENKE, A., Dr., II. Chirurgische Abteilung der Krankenanstalt Rudolfstiftung, Wien

BLASCHKE, K. J., Dr., Anaesthesieabt. der Univ.-Kliniken Göttingen

BREITHAUPT, B., Dr., Chirurgische Univ.-Klinik, Freiburg/Br.

ECKART, J., Dr., Anaesthesieabt. der Medizinischen Fakultät der Freien
Universität Berlin

EISTERER, H., Dr., Allgem. Krankenhaus Wien

GATTIKER, R., Dr., Institut für Anaesthesiologie der Univ.-Kliniken des
Kantonsspitals Zürich

GOZON, F., Dr., Institut für Anaesthesiologie der Univ.-Kliniken, Bürger-
spital, Basel

HALMÁGYI, M., Priv.-Doz. Dr., Institut für Anaesthesiologie der Universität
Mainz

HEISLER, N., Dr., Anaesthesieabt. der Univ.-Kliniken Göttingen

HOSSLI, G., Prof. Dr., Institut für Anaesthesiologie der Univ.-Kliniken des
Kantonsspitals Zürich

JUST, O. H., Prof. Dr., Abteilung für Anaesthesiologie der Chirurgischen
Univ.-Klinik, Heidelberg

KLINGENSTRÖM, P., Dozent Dr., Karolinska Sjukhuset, Stockholm

KOLB, E., Prof. Dr., Anaesthesieabt. der Medizinischen Fakultät der
Freien Universität Berlin

KONZETT, H., Prof. Dr., Pharmakologisches Institut der Universität Innsbruck

KUCHER, R., Dozent Dr., Institut für Anaesthesiologie der Universität
Wien

KUTSCHA-LISSBERG, E., Dr., Institut für Anaesthesiologie der Universität
Wien

LAEPPLE, O., Dr., Institut für Anaesthesiologie der Univ.-Kliniken des
Kantonsspitals Zürich

LANGENDORF, H., Priv.-Doz. Dr., Zentrallabor der Chirurgischen Univ.-Klinik Mainz

LANGREHR, D., OMR, Dr., Allgem. Anaesthesieabt. am Zentralkrankenhaus Bremen-Nord

LAWIN, P., Dr., Anaesthesieabt. des Allgem. Krankenhauses Hamburg-Altona

MARSONER, F., Dr., I. Chirurgische Univ.-Klinik Wien

MÜLLER, C., Dr., Abteilung für Anaesthesiologie der Chirurgischen Univ.-Klinik Heidelberg

NYLÉN, B., Dr., Karolinska Sjukhuset, Stockholm

PRAMESBERGER, G., Dr., II. Chirurgische Abteilung der Krankenanstalt Rudolfstiftung, Wien

SCHECK, P., Dr., Afd. Anaesthesie, Acad. Ziekenhuis Dijkzigt, Rotterdam

SCHORER, R., Prof. Dr., Institut für Anaesthesiologie der Universität Tübingen

SPÄNGLER, H., Dr., Institut für Anaesthesiologie der Universität Wien

TERZIC, R., Dr., Institut für Anaesthesiologie der Univ.-Kliniken des Kantonsspitals Zürich

UNGER, W., Dr., II. Chirurgische Abteilung der Krankenanstalt Rudolfstiftung, Wien

VAGACS, H., Dr., Institut für Anaesthesiologie der Universität Wien

WESTERMARK, L., Dr., Karolinska Sjukhuset, Stockholm

ZEITELBERGER, P., Dr., Institut für Anaesthesiologie der Universität Wien

ZIMMERMANN, W. E., Priv.-Doz. Dr., Chirurgische Univ.-Klinik Freiburg i. Br.

Aktuelle Fragen der Physiologie des Säure-Basen-Gleichgewichtes

Von **H. Langendorf**

Aus dem Physiologisch-chemischen Institut der Universität Mainz

Wenn ein Mensch auch nur für wenige Minuten mehr CO_2 ausatmet, als er gleichzeitig im Stoffwechsel produziert, bekommt er eine respiratorische Alkalose: der pH des Blutes als Indikator der Lage des Säure-Basen-Gleichgewichtes steigt an, während sich die Gesamt-CO_2-Konzentration ($[CO_2] + [H_2CO_3] + [HCO_3^-]$), Indikator für den Zustand des Gleich-gewichtes, vermindert. Am Zustand des Gleichgewichtes läßt sich ablesen, in welchem Umfang kompensatorische Organleistungen für die aktuelle Lage, den pH, verantwortlich sind.

Wenn ein Mensch dagegen weniger CO_2 abatmet, als er produziert, bekommt er eine respiratorische Acidose: der pH sinkt und Gesamt-CO_2 steigt an.

Bei solchen kurzfristigen respiratorischen Störungen des Säure-Basen-Gleichgewichtes gehen die Veränderungen des pH, als Korrelat des elektro-chemischen Potentials der Wasserstoffionen nicht nur technische, sondern auch physiologische Meßgröße der Wasserstoffionen-Konzentration und damit Regelziel des Säure-Basen-Gleichgewichtes, ohne Veränderungen der Wasserstoffionen-Bilanz einher, weder die H^+-Produktion noch die H^+-Ausscheidung werden betroffen.

Bei den Störungen metabolischer Genese liegt dagegen eine H^+-Bilanz-störung vor, sei es durch vermehrte Produktion (z. B. diabetische Acidose), verhinderte Elimination (renale Acidose) oder abnormen Verlust (Alkalose bei häufigem Erbrechen).

In der Abb. 1 sind die Zusammenhänge schematisch wiedergegeben. In den Zellen wird laufend das neutrale CO_2 gebildet, das zum überwiegenden Teil für den Weg vom Produktionsort zur Lunge durch Hydratisierung und Dissoziation in HCO_3^- und H^+ umgewandelt wird. In der Lunge laufen die Prozesse in umgekehrter Richtung und neutrales CO_2 wird ausgeschieden. Durch die Atmung können Protonen weder eliminiert noch retiniert werden.

Die bei der H_2CO_3-Dissoziation freigesetzten Protonen, natürlich auch Protonen aus anderen Quellen, werden zum größten Teil von Pufferbasen aufgenommen. Im Schema repräsentiert X^- alle geeigneten Anionenbasen und Y alle neutralen Basen (Amino- und Imidazol-Gruppen, Hämoglobin!), also all jene Basen, deren korrespondierende Säuren pK'-Werte haben, die vom pH der Körperflüssigkeiten nicht allzuweit entfernt sind. Zwischen den X^- und HX bzw. Y und $(HY)^+$ bestehen physiko-chemische Gleichgewichte, sie geben Protonen ab, wenn sich die Konzentration der freien Protonen vermindert. Es kann hier außer acht gelassen werden, daß diese „freien" Protonen tatsächlich an Wasser gebunden sind nach der Reaktion:

$$H^+ + H_2O \rightleftharpoons (H_3O)^+$$

Das Symbol H^+ bedeutet tatsächlich immer $(H_3O)^+$.

Das System aller X^- und HX bzw. Y und $(HY)^+$ – zu denen natürlich auch das Kohlensäure/Bicarbonat-System zählt – stellt eine Kapazität zur Aufnahme und zur Freisetzung von Protonen dar. Nach den Angaben von Elkinton beträgt die Menge der freien H^+ bei einem Durchschnittsmann 2,1 μMol, die der im System gebundenen H^+ 105 mMol und die maximale Aufnahmekapazität 700 mMol. Die Summe der freien und in diesem System gebundenen H^+ stellt den H^+-Pool dar.

Auch das Körperwasser gehört in einem gewissen Umfang zum H^+-Pool. Bei einer Hyperventilation läuft die Reaktion bevorzugt von rechts nach links (s. Abb. 1), Protonen werden aus dem Pool abgezogen, mit

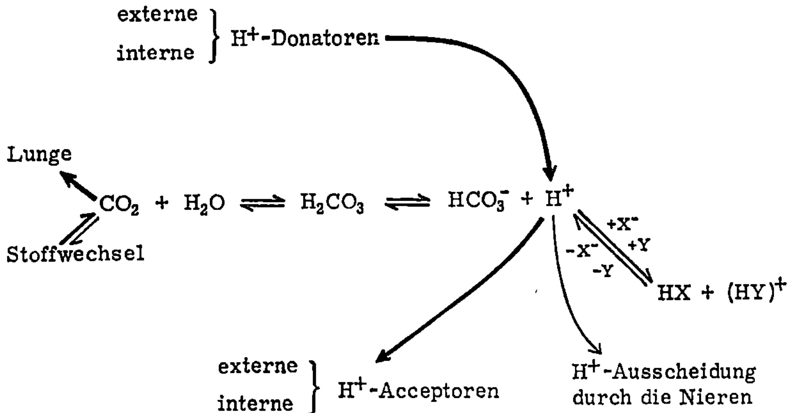

Abb. 1. Säure-Basen-Gleichgewicht und Protonen-Bilanz. Nähere Erläuterungen
s. Text

HCO_3^- vereinigt und bei der Dehydratisierung der H_2CO_3 im H_2O deponiert. Bei einer Hypoventilation läuft die Reaktion verstärkt nach links, die in den Pool eingelieferten Protonen entstammen dem Wasser. Die Normalisierung einer respiratorischen Störung ist nur dadurch zu erreichen, daß durch die Normalisierung des CO_2-Bestandes im Körper die in das

Wasser abgeschobenen Protonen wieder freigesetzt bzw. die aus dem Wasser stammenden Protonen dort wieder deponiert werden. Dieser spezielle nur im Zusammenhang mit dem CO_2-System und der Atmung funktionierende H^+-Pool des Wassers wird natürlich auch im Falle respiratorischer Kompensationen metabolischer Gleichgewichtsstörungen wirksam.

Bei den metabolischen Acidosen und Alkalosen handelt es sich um Bilanzstörungen. Auf der einen Seite der Bilanz stehen die externen (alimentären) und internen (metabolischen) H^+-Donatoren, auf der anderen Seite die externen und internen H^+-Acceptoren sowie die H^+-Ausscheidung.

Unter den externen H^+-Donatoren sind Säuren aus relativ sauren Nahrungsmitteln zu verstehen, die beim Eintritt in das alkalischere Milieu des Organismus H^+ dissoziieren und in den Pool liefern (z. B. Phosphorsäure der sauren Fruchtsäfte, anorganisches primäres Phosphat). Der Bilanz-Ausgleich kann nur durch die Nieren erfolgen. Bei metabolisierbaren Säuren, etwa der Citronensäure des Citronensaftes, wird das Anion zum internen H^+-Acceptor und der Bilanz-Ausgleich erfolgt im Stoffwechsel (s. u.).

Interne H^+-Donatoren sind Substanzen, die erst im Laufe ihres Stoffwechsels zu Säuren werden. An erster Stelle sind hier die Aminosäuren Methionin und Cystein bzw. Cystin zu nennen, deren Schwefel in einer Reaktionskette zum Sulfat-Schwefel oxydiert wird, wobei an zwei Stellen der Kette durch die Intermediärprodukte Protonen in den Pool abgegeben werden, also pro S zwei H^+. HUNT sowie LEMANN und RELMAN haben zeigen können, daß bei einer Methionin-Zulage zu einer Standard-Diät die H^+-Ausscheidung fast quantitativ um 2 Mol H^+/Mol Methionin ansteigt. Der Aminosäure-S ist die Ursache für den sog. Säureüberschuß des Nahrungseiweißes und damit der Nahrung überhaupt.

Interne H^+-Donatoren entstehen auch beim Abbau der Glucose. Glucose wird, wie bekannt, zunächst phosphoryliert, isomerisiert und erneut phosphoryliert zum Fructose-1,6-diphosphat. Das F-1,6-p_2 wird in Glycerinaldehyd-phosphat (GAP) und Dihydroxyaceton-phosphat (DHAP) gespalten. Der weitere Abbau geht vom GAP aus, das in einer komplexen Reaktion zur Säure oxydiert wird, wobei die Energie der Aldehyd-Oxydation zur Knüpfung einer Anhydrid-Bindung mit anorganischem Phosphat verwendet wird. Diese Bindung wird sofort unter Übertragung des Phosphates auf ADP wieder gelöst, das Reaktionsprodukt ist also Glycerinsäure-3-phosphat, die dissoziiert und ein H^+ in den Pool liefert (Abb. 2). Die GSP ist der H^+-Donator des Kohlenhydrat-Stoffwechsels. Während der weiteren Umsetzungen zum Pyruvat verbleibt das H^+ im Pool. Unter aeroben Bedingungen wird das bei der GAP-Oxydation reduzierte Coferment Nicotinamid-adenin-dinucleotid (NAD^+) durch die Atemkette reoxydiert und das Pyruvat oxydativ decarboxyliert und gleichzeitig aktiviert zum Acetyl-Coenzym A.

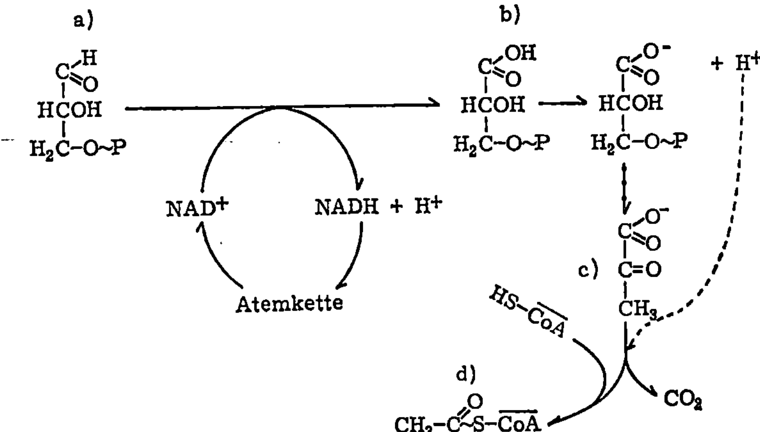

Abb. 2. Die H^+-Produktion im Kohlenhydrat-Stoffwechsel. Näheres s. Text.
a) Glycerinaldehyd-phosphat, b) Glycerinsäure-phosphat, c) Pyruvat, d) Acetyl-
Coenzym A

Bei der Decarboxylierung muß die Carboxyl-Gruppe entladen werden,
was nur durch ein H^+ aus dem Pool erfolgen kann. Den Reaktionsmecha-
nismus zeigt Abb. 3. Pyruvat wird an Thiaminpyrophosphat (TPP) an-

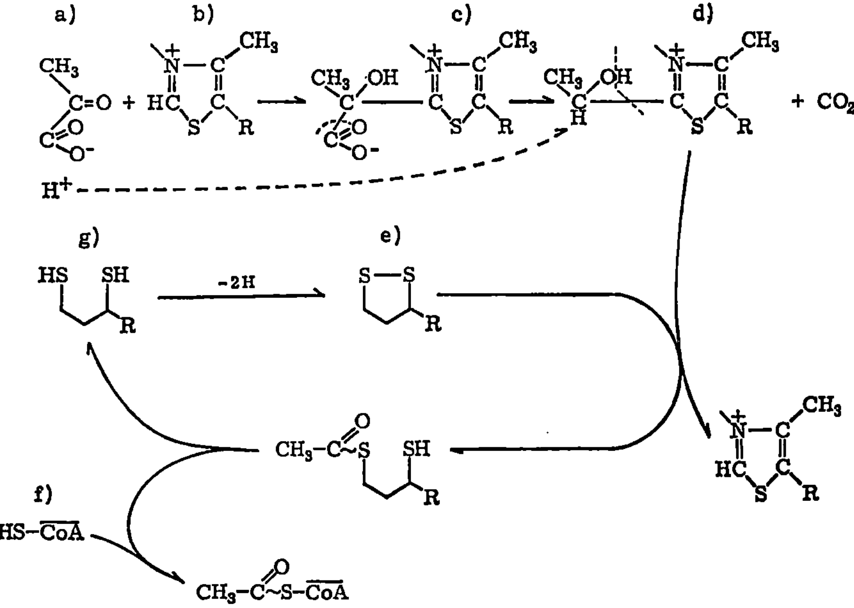

Abb. 3. Reaktionsschema der oxydativen Decarboxylierung, Beispiel Pyruvat.
a) Pyruvat, b) Reaktionsort am Coferment Thiamin-pyrophosphat, c) Lactoyl-TPP,
d) aktiver Acetaldehyd, e) Liponsäure, f) Coenzym A, g) Dihydro-liponsäure

gelagert (die Abbildung zeigt nur den wesentlichen Teil des Moleküls), die Carboxylgruppe wird entladen und als CO_2 abgespalten. Das zur Entladung benötigte Proton findet sich am C_1 des nun entstandenen „aktiven Acetaldehyds". Der aktive Aldehyd wird als Acetyl-Rest auf die Liponsäure-übertragen, wobei sich deren Disulfid-Brücke öffnet. Nun erfolgt die Übertragung des Acetyl-Restes auf Coenzym A und die Oxydation der Dihydroliponsäure zur Liponsäure.

Bei dieser Reaktion ist zwar ein H^+ aus dem Pool entnommen worden, das Reaktionsprodukt ist jedoch wiederum eine Säure, wenn auch ihre Carboxyl-Gruppe vorläufig durch die Thioester-Bindung maskiert ist. Doch schon beim nächsten Schritt in den Citronensäurecyclus hinein, bei der Kondensation des Acetyl-CoA mit Oxalacetat zum Citrat unter hydrolytischer Abspaltung von CoA, wird die Carboxyl-Gruppe frei und liefert ein H^+ in den Pool (Abb. 4). Das Ferment Aconitase lagert das Citrat zum

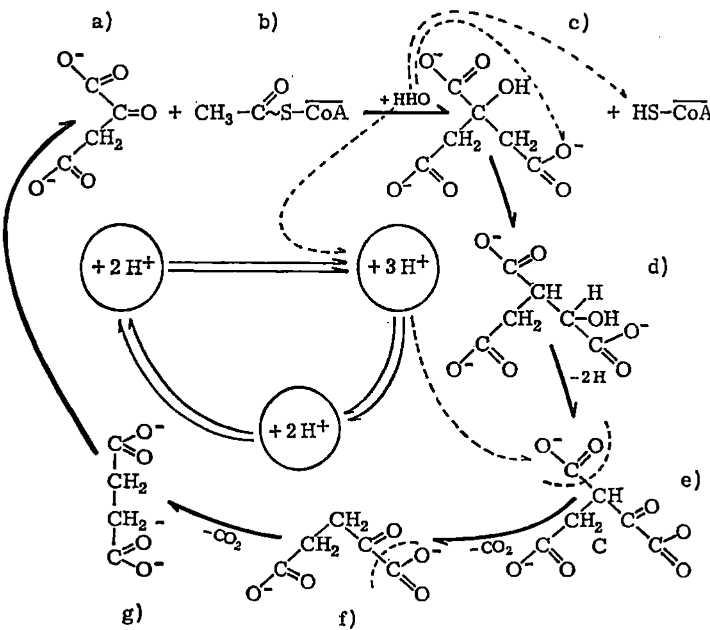

Abb. 4. Protonen-Bilanz des Citronensäure-Cyclus. a) Oxalacetat, b) Acetyl-Coenzym A, c) Citrat, d) Oxalsucicnat, e) Isocitrat, f) α-Ketoglutarat, g) Succinat

Isocitrat um und die Isocitrat-Dehydrogenase oxydiert und decarboxyliert das Isocitrat zum α-Ketoglutarat. Im Gegensatz zur Pyruvat-Decarboxylierung (und auch zur α-Ketoglutarat-Decarboxylierung) ist die Isocitrat-Decarboxylierung nicht-oxydativ: formal entsteht zuerst durch Oxydation der Hydroxyl-Gruppe das Oxalsuccinat und dann durch Decarboxylierung einer der beiden, der α-Keto-Gruppe nicht benachbarten Carboxyl-

Gruppen, selbstverständlich unter Entladung durch ein H^+ aus dem Pool, das α-Ketoglutarat. Bei der nicht-oxydativen Decarboxylierung verschwindet die Carboxyl-Gruppe und damit ein H^+, ohne daß eine neue Carboxylgruppe auftritt. Das α-Ketoglutarat wird oxydativ decarboxyliert über Succinyl-CoA zum Succinat, das dann weiter über Fumarat und Malat zum Oxalacetat umgewandelt wird. Die H^+-Bilanz des Kohlenhydrat-Abbaus ist somit ausgeglichen: ein H^+ wird bei der GAP-Oxydation freigesetzt und definitiv bei der Isocitrat-Decarboxylierung wieder eliminiert. Auch die H^+-Bilanz des Cyclus ist ausgeglichen, wie die Abbildung zeigt.

Wenn aus irgendeinem Grunde die stationäre Menge von Oxalacetat nicht mehr ausreicht, das anfallende Acetyl-CoA umzusetzen, kann Pyruvat zu Oxalacetat carboxyliert werden. Der Hauptweg geht über eine Biotin-katalysierte, ATP-verbrauchende Reaktion direkt zum Oxalacetat (Abb. 5).

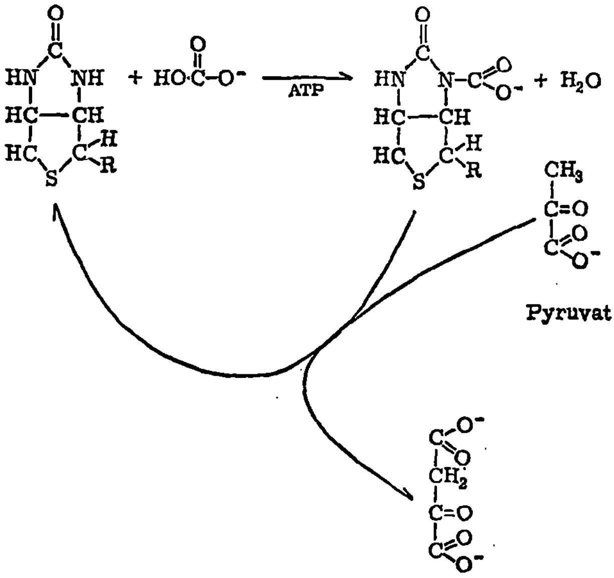

Abb. 5. Reaktionsschema der Carboxylierung des Pyruvat zum Oxalacetat. Vom Biotin-Coenzym ist nur der reagierende Teil gezeigt

Das Reaktionsschema zeigt, daß das Carboxyl aus Bicarbonat stammt, einer Substanz also, die bereits ein H^+-Äquivalent im Pool hat. Obwohl aus dem einwertigen Pyruvat das zweiwertige Oxalacetat entsteht, wird also kein neues H^+ in den Pool eingeliefert, allerdings verschwindet auch nicht das dem Pyruvat äquivalente H^+ aus dem Pool. Die Bilanz bleibt somit mit $+ 1\ H^+$ positiv, was jedoch quantitativ keine große Rolle spielen kann, da einerseits die benötigten Mengen an Oxalacetat sehr klein sind, andererseits vom Oxalacetat selbst, vom α-Ketoglutarat und Succinat Alternativwege aus dem Cyclus herausführen, auf deren Verlauf mindestens ein teilweiser Bilanz-Ausgleich erfolgen kann, z. B. bei der Eiweißsynthese durch Verknüpfung einer Carboxyl- mit einer Amino-Gruppe. Ein gewisser Beitrag zur Titrationsacidität des Harnes, d. h. also Bilanz-Ausgleich durch die Nieren, ist wahrscheinlich.

Unter anaeroben Bedingungen, etwa im hypoxischen Gewebe, ist die Reoxydation des NADH aus der GAP-Oxydation eingeschränkt oder unmöglich. Die Regeneration des NAD^+ muß jetzt durch die Reduzierung des Pyruvates zum Lactat erfolgen (Abb. 6). Da die Carboxyl-Gruppe erhalten

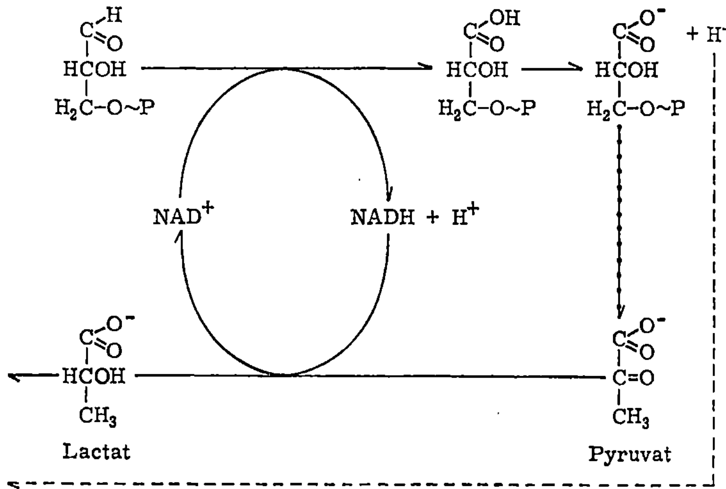

Abb. 6. Lactat-Bildung unter anaeroben Bedingungen. S. a. Abb. 2

bleibt, verbleibt auch ein H^+ im Pool und es kommt zur Lactat-Acidose. Lactat-Bildung und Acidose sind zwar miteinander gekoppelt, sie haben aber aus dem gemeinsamen Grunde des O_2-Mangels heraus verschiedene Ursachen: die Lactat-Bildung entspringt dem Zwang zur Reoxydation von NADH, die Acidose ist Folge der Bilanzstörung wegen der Blockierung des Weges vom H^+-Donator (GAP) zum H^+-Acceptor (Isocitrat).

Fettsäuren werden als Acyl-CoA-Verbindungen, also mit maskierter Carboxyl-Gruppe, nach den Prinzipien der β-Oxydation abgebaut. Für jedes C_2-Bruchstück entsteht ein Acetyl-CoA, das nach dem bereits besprochenen Schema in den Citronensäure-Cyclus eingeht und somit ohne Belastung der H^+-Bilanz vollständig abgebaut wird.

Acetyl-CoA kann auch zur Cholesterin-Synthese verwendet werden. Dabei kondensieren zunächst 3 Acetyl-CoA zum β-Hydroxy-β-methylglutaryl-CoA, wobei ein H^+ in den Pool eingeht (Abb. 7). Auf dem weiteren Wege zum Cholesterin erfolgt der Bilanz-Ausgleich bei der nicht-oxydativen Decarboxylierung von Mevalonat-pyrophosphat zum Isopentenyl-pyro-

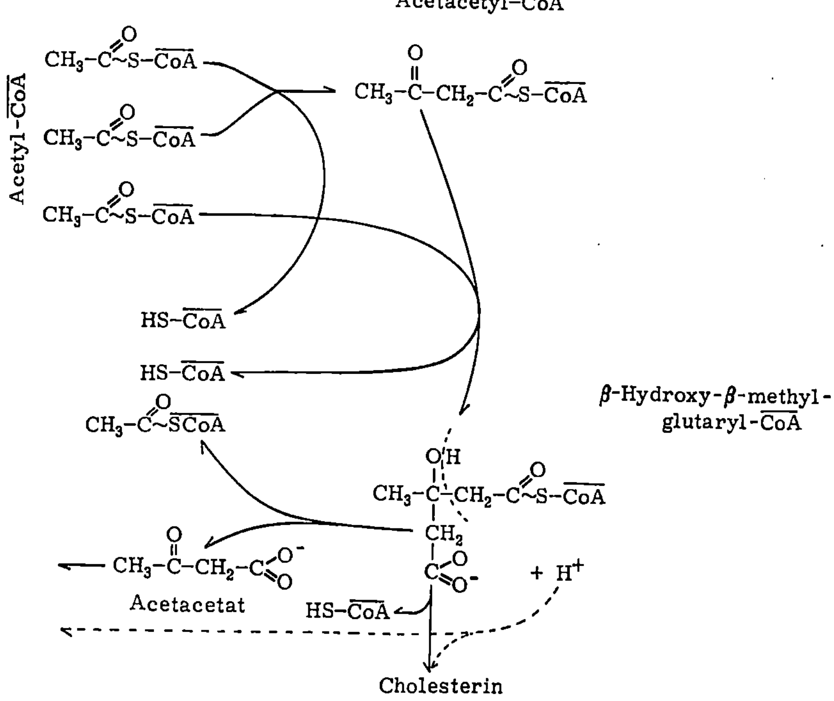

Abb. 7. Reaktionsschema der Acetacetat-Bildung. Näheres s. Text

phosphat. Da bei der Abspaltung des CoA vom C_1 des β-HMG gleichzeitig reduziert wird, wird C_1 zur Alkohol-Gruppe (Mevalonat), so daß diese Carboxyl-Gruppe gar nicht frei wird.

Ein Teil des β-HMG-CoA wird jedoch schon normalerweise hydro-lytisch gespalten und liefert freies Acetacetat und Acetyl-CoA. In der Leber, wo dieser Prozeß stattfindet, kann Acetacetat nicht weiter verwertet werden, jedoch sind andere Organe (Niere, Muskel, besonders Herzmuskel) in der Lage, das Acetacetat mit Hilfe von Succinyl-CoA (aus dem Citronensäure-Cyclus) zu reaktivieren und damit wieder dem normalen Fettsäure-Abbau zuzuführen:

Damit ist auch der Bilanzausgleich vollzogen, denn der Übergang vom Succinyl-CoA zum Succinat gehört zu den normalen Cyclus-Reaktionen.

Bei Hunger und Diabetes übersteigt der Acetacetat-Anfall die Verwertungskapazität, so daß es zur Acidose kommt. Die sekundäre Umwandlung des Acetacetat in β-Hydroxybutyrat spielt für die H+-Bilanz keine Rolle, die jedoch insoweit entlastet wird, als Acetacetat spontan in Aceton und CO_2 zerfällt.

In Analogie zur Definition der externen H+-Donatoren müssen solche Substanzen als externe H+-Acceptoren gelten, die aus physiko-chemischen Gründen im Organismus freie H+ aufnehmen. Dazu gehört z. B. das Tris-(hydroxymethyl)-aminomethan:

$$CH_2OH\!-\!\underset{\underset{\displaystyle CH_2OH}{|}}{\overset{\overset{\displaystyle CH_2OH}{|}}{C}}\!-\!NH_2 + H^+ \rightleftharpoons CH_2OH\!-\!\underset{\underset{\displaystyle CH_2OH}{|}}{\overset{\overset{\displaystyle CH_2OH}{|}}{C}}\!-\!NH_3^+$$

Interne H+-Acceptoren sind organische Anionen, die ohne begleitende Protonen (als „Salze") in den Organismus eingebracht werden und die selbst oder deren Folgeprodukte einer nicht-oxydativen Decarboxylierung unterliegen. Zu dieser Gruppe gehören die alkalisierenden Bestandteile der Nahrung und die organischen Anionen wie Lactat, Acetat oder Malat in Infusionslösungen. Die Applikation von Na-Lactat zur Acidose-Therapie ist natürlich dann nutzlos, wenn der Weg vom Lactat zum Pyruvat nicht begangen werden kann, also beim Vorliegen einer Lactat-Acidose.

In einer gedrängten Übersicht kann auf jene Faktoren nicht näher eingegangen werden, die den glatten Ablauf der Protonen-Bilanzierung zu beeinflussen vermögen. So finden die Protonen-liefernden und -verbrauchenden Reaktionen an verschiedenen Zellorten oder gar in verschiedenen Organen statt, womit sich eine Abhängigkeit von der Funktion und Leistung der Transferprozesse zwischen den Zellkompartimenten, durch die Zellmembran hindurch und zwischen den Organen ergibt. An solchen Transfer-Prozessen sind nun wieder nicht-metabolisierbare Elektrolyte (Metall-Kationen) beteiligt, die andererseits die Aktivitäten der die betrachteten Reaktionen katalysierenden Fermente beeinflussen. Damit schließt sich der Kreis, denn die Fermente sind auch abhängig vom pH, also von der aktuellen Lage des Säure-Basen-Gleichgewichtes, die die Resultante automatischer Prozesse (Puffersysteme), spezifischer Organleistungen (Lunge, Niere) und der Protonen-Bilanz ist.

Literatur

ELKINTON, J. R.: Hydrogen ion turnover in health and in renal disease. Ann. Intern. Med. **57**, 660–684 (1962).

HUNT, J. N.: The influence of dietary sulphur on the urinary output of acid in man. Clin. Sci. **15**, 119–134 (1956).

LEMANN, J., JR., and A. S. RELMAN: The relation of sulfur metabolism to acid-base balance and electrolyte excretion: the effects of dl-methionine in normal man. J. Clin. Invest. **38**, 2215–2223 (1959).

Metabolische Veränderungen des Säure-Basen-Haushaltes in der operativen Medizin

Von **P. Lawin**

Aus der Anaesthesie-Abteilung (Chefarzt: Dr. P. Lawin)
des Allgem. Krankenhauses Hamburg-Altona

Metabolische Veränderungen des Säure-Basen-Haushaltes entstehen als Komplikation eines Grundleidens. Dekompensiert können sie den Ablauf der Krankheit fatal dirigieren. Es kann nicht prägnanter formuliert werden als durch den Satz des in diesem Jahr verstorbenen Hans Baur [6]: „Der eigengesetzliche Ablauf des anfänglichen Nebengeschehens kann für den Ausgang der Grundkrankheit determinierende Bedeutung erlangen".

Angesichts der Auswirkungen dieser Zweitkrankheit ist es erforderlich, sie sicher zu erkennen. Gerade dieses ist jedoch erschwert, da es keine objektive klinische Symptomatik dafür gibt; nur das Resultat der arteriellen Blutgasanalyse decouvriert die Störung. Um zum rechten Zeitpunkt die Diagnostik einzuleiten, ist es erforderlich, *die* Situationen zu kennen, die die Gefahren einer Entgleisung in sich bergen [42].

Es soll Aufgabe dieses Referates sein, eine Übersicht über das Auftreten der metabolischen Veränderungen des Säure-Basen-Haushaltes in der operativen Medizin zu geben. Die metabolischen Störungen treten auf als *Acidose* oder *Alkalose*. Der pH-Wert entscheidet über Kompensation oder Dekompensation der Störung. pH- und pCO_2-Werte sind direkte Meßwerte effektiver Konzentrationen. Alle übrigen, wie Standardbicarbonat, Alkalireserve, Kohlensäure-Bindungsvermögen, buffer base oder Basenüberschuß bzw. -defizit sind lediglich indirekte Meßwerte [65]. Die Meinungen über die Aussagekraft dieser Werte divergiert erheblich, wie die Great-Trans-atlantic-Acid-Base-Debatte [12] gezeigt hat. Die Skala der Auffassungen reicht von Ablehnung, wie durch Bunker, Relman, Adler, Roy und Schwartz, bis zur engagierten Verteidigung durch Nahas [54], Siggaard-Andersen [63], Astrup und Engel [63]. Ungeachtet aller theoretischer Divergenzen haben sie sich als Berechnungsgrundlage für die klinische Behandlung bewährt [51], wobei es für den Kliniker von sekundärer Bedeutung ist, für welche Nomenklatur er sich entscheidet.

Nicht jede Störung des Säure-Basen-Haushaltes, die durch die Blutgasanalyse aufgedeckt wird, zwingt zur Therapie, da der Körper über eigene

Kompensationsmöglichkeiten verfügt (Puffersysteme sowie Ausscheidung durch Niere und Lunge). Dabei gilt der Satz: „Respiratorische Störungen werden metabolisch, metabolische Störungen respiratorisch kompensiert". Konsequenzen, die aus der Blutgasanalyse entstehen, sind nur im Rahmen des klinischen Gesamtbildes zu sehen [14].

Bei der metabolischen Acidose besteht grundsätzlich ein Überangebot an Protonen. Dieses kann auf zwei Wegen eintreten:

1. Durch Verlust an körpereigenen Basen (z. B. bei Ileus durch Verluste von alkalischen Substanzen in den Darm), von MOORE [50] als „substraction acidosis" bezeichnet und

2. durch Überschwemmung des Organismus mit sauren Substanzen (z. B. durch Gewebshypoxie bei Schock); nach MOORE „addition acidosis".

Auch die metabolische Alkalose kann auf zwei Wegen entstehen:

1. Durch Verlust saurer Valenzen (z. B. Erbrechen oder Absaugen von Magensaft bei Pylorusstenose), substraction alkalosis" und

2. – seltener – durch überdosierte Zufuhr antiacidotischer Substanzen, „addition alkalosis".

Alle diese Vorstellungen basieren auf Untersuchungen im extracellulären Raum sowie auf Beobachtungen über dessen therapeutische Beeinflußbarkeit. Bei klinischen Säure-Basen-Störungen sind jedoch die Zellen Veränderungen der CO_2-Spannung bzw. der extracellulären Bicarbonat-Konzentration ausgesetzt. Es wäre daher auch für den Kliniker wichtig zu wissen, in welchem Ausmaß jeder dieser beiden Faktoren den cellulären Effekt des anderen modifiziert. Die bedeutenden Untersuchungen von ADLER, ROY und RELMAN [1] werfen einiges Licht auf die Reaktionen des Zell-Metabolismus bei klinischen Säure-Basen-Störungen. Hiernach ist die Regulation des Säure-Basen-Gleichgewichts innerhalb der Zellen nicht einfach eine Angelegenheit der Pufferung, vielmehr wird das komplexe Säure-Basen-Verhalten der Zellen wahrscheinlich durch die metabolische Aktivität der Zellen selber aktiv geregelt. Der Kliniker ist jedoch mit seiner Diagnostik und Therapie gezwungen, solange im extracellulären Raum zu bleiben, bis das technische Problem der intracellulären pH-Messung gelöst ist.

Die Entstehungsmechanismen der metabolischen Veränderungen des Säure-Basen-Haushaltes sind in der operativen Medizin bei den verschiedensten Krankheitsabläufen anzutreffen.

Das Auftreten einer metabolischen Acidose durch Defizit an körpereigenen Basen wird deutlich beim Verlust von alkalischem Darminhalt (Beispiel 1), z. B. bei Ileusoperationen: hierdurch werden dem Körper wertvolle basische Substanzen entzogen und die Pufferkapazität beim ständigen Kampf gegen die Acidose verringert. Zu ähnlichen Verlusten führen Dünndarmfisteln. BABIOR [4] beschrieb die Entstehung der metabolichen Acidose mit Hyponatriämie und Hypokaliämie beim villösen Adenom des

> Beispiel 1. *Subtraction Acidosis.* Pat. K. W. weibl. 73 Jahre. Diagnose: *Ileus.*
> Absaugung von ca. 1500 ml Darminhalt. Art. Blutgasanalyse (unmittelbar
> postoperativ): O_2-Sättigung 90 % HbO_2, pCO_2 33 mmHg, Standard-Bicar-
> bonat 15,5 mval/l, Base excess — 11 mval/l, pH akt. 7,27

Colons, teils durch Verluste alkalischer Substanzen, teils durch Dehydratation als Folge der Diarrhoe.

Ein Überangebot an freiem Wasser führt durch Verdünnung ebenfalls
zur metabolischen Acidose [38]. ASANO u. Mitarb. [3], (Abb. 1), zeigten an

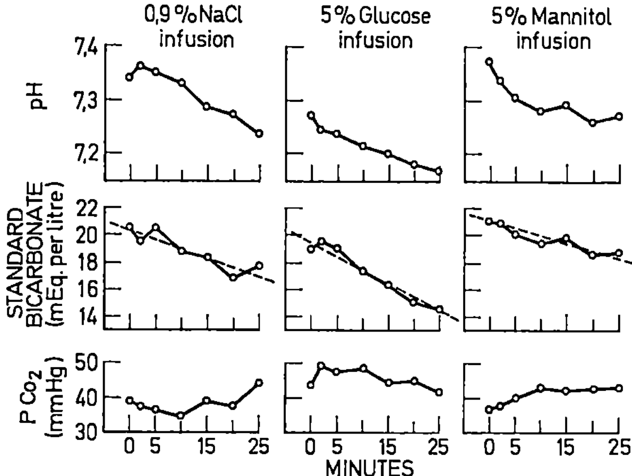

Azidotische Effekte von drei verschiedenen Infusionslösungen
aus Asano (3)

Abb. 1

tierexperimentellen Studien, daß bei konstantem pCO_2 um 40 mmHg
0,9 %ige NaCl-Lösung, 5 %ige Glucose und selbst 5 %iges Mannitol, das im
Körper nicht metabolisiert wird, eine gleich starke metabolische Acidose
verursachen. Diese Verdünnung der körpereigenen Pufferkapazität, insbesondere des extracellulären Bicarbonats, wurde von SHIRES und HOL-
MAN [62] als „dilution acidosis" beschrieben. Auch TAKAORI und SAFAR [67]
beobachteten bei ihren Untersuchungen nach Infusion von Ringer-Lösung
einen drastischen Abfall des pH-Wertes bis auf 7,14. BÜCHERL [8] fand, daß
bei großen akuten Blutverlusten die Pufferkapazität deutlich reduziert ist.
Bei einem Blutvolumenmangel von 50% reduziert sich der Standard-
Bicarbonat-Gehalt ebenfalls um etwa 50%. Verstärkt wird diese Acidose
außerdem durch den Anfall saurer Stoffwechselprodukte durch die Gewebshypoxie beim Schock. Dieses gilt jedoch nur für die akuten Blutverluste.
Bei chronischen Blutverlusten gleichen Ausmaßes tritt durch die kompen-

satorische Funktion der Niere keine Verminderung des Standard-Bicarbonats ein.

So wie es durch den Verlust an Basen zur metabolischen Acidose kommt, so kann auch das Überangebot an Säuren zu einer Senkung des pH-Wertes führen; dieses kann eintreten durch einen erhöhten Anfall an sauren Substanzen oder durch eine verminderte Ausscheidung von H-Ionen.

Bei der diabetischen Stoffwechsellage kommt es als Ausdruck einer vorwiegend anaeroben Glykolyse zur metabolischen Acidose durch ein Überangebot an Keto-Säuren [52]. Operation und Trauma führen oft genug zu einer Dekompensation eines latenten, bis dahin unerkannten Diabetes und sind so auch über diesen Mechanismus Ursache einer metabolischen Acidose. Schädigungen des Zentralnervensystems durch Schädel-Hirn-Trauma können dabei zu einer therapeutisch unbeeinflußbaren Stoffwechselentgleisung führen. Hyperglykämie, metabolische und respiratorische Acidose ließen sich durch höchste Insulindosen, Tham- und Bicarbonat-Infusionen und kontrollierte Beatmung in diesem Falle kaum beeinflussen (Beispiel 2).

Beispiel 2. *Addition Acidosis.* Pat. M. H. weibl. 57 Jahre. Diagnose: *Diabetes mell. Dekompensation nach Schädel-Hirn-Trauma.* Blutzuckerwerte bis 650 mg %. Art. Blutgasanalyse: O_2-Sättigung 97,5 % HbO_2, pCO_2 28 mmHg, Standard-Bicarbonat 11,2 mval/l, Base excess — 18,2 mval/l, pH akt. 7,15

Äthernarkosen führen bei Tendenz zur sauren Stoffwechsellage, wie bei Diabetes mellitus und wie bei der Lactat-Acidose bei Morbus Cushing [11] zu einer weiteren pH-Abnahme. Auch durch die herabgesetzte Toleranz für Lactat bei Lebercirrhose [11] kommt es, und zwar nur nach der Äthernarkose (nach BUNKER), zur Acidose. Anhäufung von Keto-Säuren, wie Acetessigsäure und Betaoxybuttersäure, die durch die Fettverbrennung bei Mangel an rasch verfügbaren Kohlehydraten entstehen, sind Ursache für die Hungeracidose. Isotonische Infusionslösungen verstärken die Hungeracidose und tragen zu einer weiteren Senkung des pH-Wertes durch die vorhin erwähnte „Hämodilution" bei. Calorienreiche Infusionen sind aus diesen beiden Gründen während der präoperativen Vorbereitung und postoperativen parenteralen Ernährung notwendig.

Massentransfusionen mit ACD-Konserven sind ein weiteres Beispiel für ein Überangebot von Säuren [22, 35]. Je nach Alter der Konserven [15] schwankt der pH-Wert zwischen 5,9 und 6,9 (Beispiel 3). Während und nach

---

Beispiel 3. pH und Standard-Bicarbonat-Werte einer 13 Tage alten Blutkonserve. pH 5,97, Standard-Bicarbonat 5,8 mval/l

gefäßchirurgischen Eingriffen kann eine metabolische Acidose auftreten, für die folgende Faktoren nach Just [36] und Lutz [46] verantwortlich sind:

1. Durch unzureichende Gewebsperfusion bei Abklemmung größerer Gefäße und durch Hypotonie. Beides führt zu einer Gewebshypoxie und Anhäufung saurer Stoffwechselmetabolite, besonders von Milchsäure. Nach Freigabe (Declamping-Syndrom) [5] wird der Körper mit diesen sauren Valenzen überschwemmt, die nach Bane u. Mitarb. [5] jedoch nicht Ursache des declamping-Shock sind.

2. Durch Volumenersatz mit kolloidalen und kristalloiden Lösungen, deren pH-Werte im sauren Bereich liegen.
3. Durch eine mögliche Nierenschädigung infolge einer längeren Zirkulationsunterbrechung oberhalb des Nierenarterienabgangs.
4. Durch präoperativ bestehende Stoffwechselerkrankungen, wie z. B. Diabetes mellitus.

Allgemein muß gesagt werden, daß alle pathologischen Geschehen, die mit einer Verminderung des Herz-Zeit-Volumens einhergehen, eine metabolische Acidose induzieren. Stagnationshypoxie und „Leistungsbehinderung der Nierenfunktion" [6] durch renale Minderdurchblutung sind deren Ursachen. Hierfür werden als Beispiele genannt: Herzstillstand und Schockformen verschiedener Genese; dabei sei besonders auf den „peritonealen Schock" hingewiesen, bei dem es infolge des peritonitischen Prozesses (Beispiel 4) zu einer erheblichen Verstärkung der Acidose kommen kann.

Beispiel 4. *Metabolische Acidose.* Pat. H. S. – 4939/67 – männl. 70 Jahre. Diagnose: Peritonitis diffusa bei 3 Tage alter Perforation (ulcus duodeni)\ Art. Blutgasanalyse (präoperativ): O_2-Sättigung 92,0 % HbO_2, pCO_2 41 mmHg, Standard-Bicarbonat 13,5 mval/l, Base excess – 15,0 mval/l, pH akt. 7,15

Auch unzureichende Perfusion während kardialer Eingriffe mit der Herz-Lungen-Maschine und postoperative kardiale Insuffizienzen sind Ursachen einer metabolischen Acidose. Bei ausreichender Perfusion kann es jedoch nach Beobachtungen von Zimmermann [75] zur metabolischen Acidose als Folge einer Stagnationshypoxie in minderdurchbluteten peripheren Gewebsabschnitten kommen.

Die kardiovasculären Effekte der metabolischen Acidose sind hinreichend untersucht worden, neuere Arbeiten haben zu einer veränderten Beurteilung der Herz-Kreislauf-Wirkung der Acidose beigetragen.

Die Kontraktionsfähigkeit des Myokards wird durch die Acidose nicht herabgesetzt [5, 21, 44], wodurch die Ergebnisse von Thrower u. Mitarb. [69] aus dem Jahre 1961 widerlegt werden. Auch von Clowes u. Mitarb. [19], die im selben Jahre den Effekt der Acidose auf das kardiovasculäre System bei chirurgischen Patienten untersuchten, fanden eine

Abnahme des Schlagvolumens um das Eineinhalbfache und einen inadaequaten venösen Rückfluß, sobald der pH-Wert unter 7,29 sinkt. Die neueren experimentellen Untersuchungen von DOWNING u. Mitarb. [21] weisen vorwiegend auf Veränderungen der hämodynamischen Größen hin: der periphere vasculäre Widerstand wird reduziert, der pulmonale steigt an. Nach MALM, M. ANGER, SULLIVAN, PAPPER und MAHAS [48] stimuliert die Acidose das sympathico-adrenergische System, wodurch endogene Katecholamine freigesetzt werden. Der vasodilatierende Effekt der metabolischen Acidose [5] kann also durch diese Katecholamin-Ausschüttung kompensiert und der periphere Widerstand erhöht werden [64]. Mit zunehmender Acidose vermindert sich jedoch die Wirksamkeit der Katecholamine [48, 53]. Einige Arbeiten [45, 56] lassen Zweifel aufkommen, ob die metabolische Acidose wirklich das Herz-Kreislauf-System negativ beeinflußt. Nichtsdestoweniger sind sich alle einig, daß die metabolische Acidose korrigiert werden sollte, bis sichere Untersuchungen festgestellt haben, daß sie weder Mortalität noch Morbidität vermindert [64].

Bei der Verbrennungskrankheit führt nicht nur der erhebliche Flüssigkeitsverlust, sondern auch die Vasoconstriction durch Stimulation des Sympathico-adrenergischen Systems zur Hypoxidose [31] und somit zur metabolischen Acidose infolge der Anhäufung von fixen Säuren aus der gesteigerten anaeroben Glykolyse, wie die Untersuchungen von ZIMMERMANN [74, 75] ergeben haben.

Die metabolische Acidose als Folge von Oberflächenhypothermie wird von mehreren Autoren [9, 10, 13, 20, 29, 61, 71] beschrieben. Es kommt zur Anflutung fixer Säuren, insbesondere von Milchsäure, die durch das Kältezittern [27], die Hypoxie und durch das chirurgische Trauma entstehen und infolge gestörter Leberfunktion [2] vermindert abgebaut werden. Bei tiefer Hypothermie durch extrakorporale Zirkulation sind sich zahlreiche Autoren wie NIAZI und LEWIS [57], ULMER, LÖHR und KATSAROS [71], EDMARK [23], GERBODE, OSBORN und JOHNSTON [26], darüber einig, daß eine Acidose mäßigen Grades anzustreben ist, um die Flimmerneigung des Herzens zu mindern und um nach BORST [7] die Bedingungen für eine ausreichende Sauerstoffversorgung des Gewebes durch eine induzierte Senkung des pH-Wertes zu gewährleisten. Es wird hierdurch der durch Auskühlung bedingten Linksverschiebung der Sauerstoff-Dissoziationskurve entgegengewirkt [7].

Bei der bedeutenden Aufgabe, die der Niere bei der Regulierung des Säure-Basen-Haushaltes [30, 60] mit der Ausscheidung von H-Ionen zukommt, ist es verständlich, daß jede Form tubulärer Insuffizienz zur metabolischen Acidose führt. Diese tubuläre Form der Acidose ist gekennzeichnet durch hohe Serumchlorid-Werte und wird deshalb hyperchlorämische Acidose genannt. Sie ist das führende Symptom der von MOORE [50] bezeichneten „postobstructive uropathy". Dieser Zustand ist in der operativen

Medizin, z. B. nach Uretero-Sigmoideostomie anzutreffen, wobei neben der tubulären Insuffizienz ein unkontrollierter Anteil des Urinchlorids im Dickdarm nach Carstensen resorbiert wird [17]. Fourman u. Mitarb. [24] beschreiben die tubuläre Acidose, kombiniert mit Hyperphosphaturie, als Folge des Hyperparathyreoidismus mit Nephrocalcinosis.

Huth u. Mitarb. [34] fanden diese Acidose auch bei Hyperthyreoidismus. Tubuläre Insuffizienz bei exzessivem Absinken des pH-Wertes [32] und Hyperchlorämie ist auch oftmals Folge einer akuten oder chronischen Pyelonephritis [40]; dabei kann die Symptomatik eines akuten Abdomens nachgeahmt werden, wie eigene Beobachtungen zeigten [41]. Die hyperchlorämische Acidose infolge Schädigung der Tubuluszellen wurde auch beobachtet von Gross [28] sowie von Wegienka und Welter [72] nach Gabe von überaltertem Tetracyklin und von Massary u. Mitarb. [49] nach Homotransplantation der Niere.

Im Gegensatz zur *Hyperchlorämie* bei der tubulären Acidose spricht die *Hypochlorämie* bei Acidose für eine kompensatorische Funktion der noch intakten Tubuluszelle, was häufig – verbunden mit mäßiger Rest-N-Erhöhung – in der postoperativen Phase zu beobachten ist.

Schließlich sei noch die von uns beschriebene metabolische Acidose bei schwerer Eklampsie [43] erwähnt, für deren Entstehung jedoch zahlreiche Deutungen möglich sind.

Eine Vielzahl von Krankheitsbildern kann also Ursache einer metabolischen Acidose werden.

Für die metabolische *Alkalose* lassen sich dagegen in der operativen Medizin nicht so zahlreiche kausale Gesetzmäßigkeiten anführen.

Auch hier kann man unterscheiden zwischen der Entstehung

1. durch Verluste saurer Valenzen als einer „substraction alcalosis" und

2. durch Überangebot alkalischer Substanzen, also einer „addition alcalosis".

Das typische Beispiel für die Entstehung einer Alkalose durch Defizit ist der Verlust sauren Magensaftes, wie durch anhaltendes Erbrechen bei Pylorusstenose [18, 47, 55, 58], durch Ableiten des Magensaftes bei Magenatonie oder bei Hyperemesis gravidarum. Es entsteht eine hypochlorämische Alkalose, die nahezu obligatorisch mit einer Hypokaliämie verbunden ist – also eine hypokaliämische Alkalose [37, 39]. Die Kalium-Ionen gehen dabei nicht mit dem Magensaft verloren, sondern werden regulatorisch durch die Niere ausgeschieden. Der Natriumgehalt im Blut wird hierbei kaum verändert.

Anhaltende Flüssigkeitsverluste führen zur Dehydratation, Hypovolämie und Hypotonie. Das erklärt, daß auch die metabolische Alkalose auf den Kreislauf einwirkt (Moore). Sie wurde in Gegenüberstellung zur „dilution acidosis" sinnvoll als „contraction alkalosis" von Cannon und seinen Mitarbeitern [16] bezeichnet und sollte u. a. auch bei der Anwendung Diuretica beachtet werden.

In Fällen exzessiver Dehydratation kann die Hypovolämie zur Oligo-Anurie und somit zur tubulären Acidose führen. An Stelle der primären hypokaliämischen Alkalose kann dann eine hyperkaliämische Acidose dominieren (KASSIERER und SCHWARTZ [38]).

FRICK und SENNING [25] beobachteten die Entstehung einer metabolischen Alkalose nach Zufuhr größerer Mengen von Natriumzitrat bei Massentransfusion, wenn die Niere nicht in der Lage war, das Überangebot an Natrium zu eliminieren.

Eine ausgeprägte metabolische Alkalose stellten wir bei einem Patienten im Leberkoma bei blutenden Oesophagusvaricen fest (Beispiel 5).

Beispiel 5. *Metabolische Alkalose* Pat. J. O. männl. 61 Jahre. Diagnose: *Coma hepaticum bei Oesophagusvaricenblutung.* Art. Blutgasanalyse: O_2-Sättigung 90,0 % HbO_2, pCO_2 33 mmHg, Standard-Bicarbonat 34,0 mval/l, Base excess +12 mval/l pH akt. 7,64

Häufig ist die Hypokaliämie Ursache einer metabolischen Alkalose, so z. B. bei Kaliumverlusten durch die T-Drainage nach Choledochusrevision, bei ungenügender Kaliumsubstitution während parenteraler Ernährung (täglicher Verlust 60 mval pro die), sowie in der prä- und postoperativen Phase des Morbus Cushing [66, 68, 73], ferner während der Behandlung mit Cortison oder Diuretika (TRUNINGER [70]).

Zusammenfassung

Ich habe mich bemüht, Ihnen eine zusammenfassende Betrachtung über die metabolischen Störungen des Säure-Basen-Haushaltes zu geben. Bei der Bedeutung dieser Störungen als Zweitkrankheit in der operativen Medizin ist eine rechtzeitige Erkennung oftmals entscheidend für den Ausgang des Grundleidens. Hierzu sollte mein Referat beitragen. Einfache Labor-untersuchungen objektivieren den Befund und geben dem Kliniker die Möglichkeit, eine gezielte und stets kontrollierbare Therapie der Störungen des Säure-Basen-Gleichgewichtes im extracellulären Raum durchzuführen.

Literatur

1. ADLER, S., A. ROY, and A. S. RELMAN: Intracellular Acid-Base Regulation I and II. J. Clin. Invest. 44, 8 u. 21 (1965).
2. ALBERS, C., W. BRENDEL, A. HARDEWIG u. W. USINGER: Blutgase in Hypothermie. Pflügers Arch. ges. Physiol. 266, 373 (1958).

3. ASANO, S., E. KATO, M. YAMANCHI, Y. OZAWA, T. WADA, and H. HASEGAWA:
   The Mechanism of the Acidosis caused by Infusion of Salin Solution.
   Lancet 1245 (1966).
4. BABIOR, B. M.: Villous Adenoma of the Colon. Amer. J. Med. 41, 615 (1966).
5. BANE, A. E., and W. W. McCLERKIN: A study of shock: Acidosis and the
   Declamping-Phenomen. Ann. Surg. 161, 41 (1965).
6. BAUR, H.: Klinische Bedeutung des Säure-Basen-Haushaltes. In: Anaesthesiologie und Wiederbelebung, Band 13. Berlin-Heidelberg-New York:
   Springer 1966.
7. BORST, HANS G.: Experimentelle Untersuchungen über die kombinierte
   Anwendung von extrakorporalem Kreislauf und Hypothermie. Langenbecks Arch. klin. Chir. 302, 321 (1963).
8. BÜCHERL, E. S., M. WASSERI u. B. v. PRONDZYNSKI: Therapeutische Möglichkeiten beim irreversiblen hämorrhagischen Kreislaufkollaps.
9. BREWIN, E. G., and E. NEIL: Acid-base studies during hypothermia. J.
   Physiol. (Lond.) 126 (1964).
10. BRUCK, A., W. GNÜCHTEL, B. LÖHR u. W. ULMER: Tierexperimentelle Unter-
    suchungen über die zur Acidose führenden Vorgänge bei pharmakologisch
    unterstützter Hypothermie bis 20° Kerntemperatur. Z. ges. exp. Med.
    127, 587 (1956).
11. BUNKER, J. P.: Metabolic Acidosis During Anesthesia and Surgery. Anesthe-
    siology 23, 107 (1962).
12. — Editoria Views: The Great Trans-Atlantic Acid-Base Debate. Anesthe-
    siology 26, 591 (1965).
13. BURTON, G. W.: Anaesthesia 19, 365 (1964).
14. BURCHARDI, H. u. P. LAWIN: Die Behandlung der Störungen des Säure-
    Basen-Haushaltes. Z. f. Prakt. An. u. W. 1, 186 (1966).
15. BUSCH, H.: Die Bedeutung des Stabilisators für die Stoffwechselvorgänge der
    Blutkonserve unter besonderer Berücksichtigung der Elektrolytverschie-
    bung. Bibl. Haemat. 11, 70 (1960).
16. CANNON, P. J., H. D. HEINEMANN, M. S. ALBERT, J. H. LARAGH, and R.
    W. WINTERS: "Contraction" Alkalosis after Diuresis of Edematous
    Patients with Ethacrynic Acid. Ann. int. Med. 62, 979 (1965).
17. CARSTENSEN, E.: Kompendium der prä- u. postoperativen Therapie. Herausg.:
    LINDENSCHMIDT, TH. O. u. E. CARSTENSEN. Stuttgart: Thieme 1966.
18. CLARK, R. G., and J. N. NORMAN: Metabolic alkalosis in pyloric stenosis.
    Lancet 1, 1244 (1964).
19. CLOWEP, G. H. A., JR., G. A. SABGA, A. KONTOXIS, R. TOMIN, M. HUGHES,
    and F. A. SIMEONE: Effects of Acidosis on cardiovascular Function in
    surgical Patients. Ann. Surg. 154, 524 (1961).
20. DILL, D. B., and W. H. FORBES: Respiratory and metabolic effects of hypo-
    thermia. Amer. J. Physiol. 132, 685 (1941).
21. DOWNING, S. E., N. S. TALNER, and TH. H. GARDUER: Cardiovacsular
    Responses to metabolic acidosis. Amer. J. Physiol. 208, 237 (1965).
22. DRECHSEL, U. u. P. LAWIN: Komplikationen nach großen Konservenblut-
    Transfusionen und ihre Behandlung. Münch. med. Wschr. 105, 2275 (1963).
23. EDMARK, K. W.: Continoous blood pH measurements with extracorporal
    circulation. Surg. Gynec. Obstat. 109, 743 (1959).
24. FOURMAN, P., B. McCONKEY, and I. W. G. SMITH: Defects of water re-
    absorption and of hydrogene ion excretion by the renal tubuluses in
    hyperparathyreoidism. Lancet 1, 619 (1960).
25. FRICK, P. G. u. A. SENNING: Behandlung schwerer metabolischer Alkalosen
    mit parenteraler 1/10–1/5 n-Salzsäure. Dtsch. med. Wschr. 88, 1924 (1963).

26. Gerbode, F., J. J. Osborn, and J. B. Johnston: Experience with perfusion hypothermia using an improved rotationing disc oxygenator. Thorax 15, 185 (1960).
27. Gustini, G.: Internat. Physiologenkongr. Brüssel 1956.
28. Gross, J. M.: Fanconi syndrome (adult type) developing secondary to ingestion of outdated tetracycline. Ann. Int. Med. 58, 523 (1963).
29. Grosse-Brockhoff, F. u. W. Schroedel: Bild der akuten Unterkühlung im Tierexperiment. Naunyn-Schmiedeberg's Arch. exp. Path. Pharmak. 201, 417 (1943).
30. Hallwachs, O. u. K. Pabst: Säure-Basen-Haushalt und Nierenfunktion. Münch. med. Wschr. 105, 1842 (1963).
31. Hartenbach, W. u. F. W. Ahnefeld: Verbrennungsfibel. Stuttgart: Thieme 1967.
32. Hodler, J. u. F. H. Schwarzenbach: Über die Intensität der metabolischen Blutacidose in fortgeschrittenen Stadien der menschlichen Pyelonephritis. Schw. med. Wschr. 93, 1075 (1963).
33. Hutchin, P., J. S. McLaughlin, and M. A. Hayes: Renal Response to Acidosis during Anesthesia and Operation I, II and III. Annals of Surgery 154, 9, 145 a. 161 (1961).
34. Huth, E. J., R. L. Mayock, and R. M. Kerr: Hyperthyreoidism associated with renal tubular acidosis. Amer. J. Med. 26, 818 (1959).
35. Jones, R. S.: The Acid-Base Changes due to Cardiac Bypass. In: Modern Trends in Anaesthesia 2, p. 122. Ed. by Evans, F. T., and T. C. Gray. London: Butterworths.
36. Just, O. H., H. Lutz u. C. Müller: Anästhesiologische Probleme bei Gefäß-chirurgischen Eingriffen. Aus der Reihe Anaesthesie und Wiederbelebung Band 20 S. 4. Hrsg. von Just, O. H. u. M. Zindler. Berlin-Heidelberg-New York: Springer 1967.
37. Kassirer, J. P., P. M. Berkman, D. R. Lawrenz, and W. B. Schwartz: The critical role of chloride in the correction of hypokalemic alkalosis in man. Amer. J. Med. 38, 172 (1965).
38. —, and W. B. Schwartz: Correction of metabolic alkalosis in man without repair of potassium deficiency. A re-evaluation of the role of potassium. Amer. J. Med. 40, 19 (1966).
39. —, — The Response of Normal Man to Selective Depletion of Hydrochloric Acid. Amer. J. Med. 40, 10 (1966).
40. Lathem, W.: Hyperchloremic Acidosis in chronic pyelonephritis. New Eng. J. Med. 258, 1031 (1958).
41. Lawin, P. u. H. Burchardi: Fortgeschrittene Pyelonephritis als Ursache von „akutem Abdomen" und metabolischer Acidose. Chirurg. 36, 308 (1965).
42. —, — Störungen des Säure-Basen-Haushaltes als prä- und postoperative Komplikation, Erkennung und Behandlung. Münch. med. Wschr. 107, 590 (1965).
43. —, u. M. Telschow: Beatmungs- und Infusionsprobleme bei der Behandlung schweren Eklampsie. Z. f. Prakt. An. u. W. 1, 165 (1966).
44. Le Veen, H. H., G. Falk, J. Lustrin, and A. E. Helft: The role of pH in myocardial contractility. Surgery 51, 360 (1962).
45. Lillehei, R. C.: The nature of experimental irreversible shock with its clinical Application. Int. Anesth. Clin. 2, 297 (1964).
46. Lutz, H.: Anaesthesie in der Gefäßchirurgie. Spezielle Problematik. In: Anaesthesie in der Gefäß- und Herzchirurgie. Hrsg.: v. Just, O. H. u. M. Zindler aus der Reihe Anaesthesiologie und Wiederbelebung, Band 20. Berlin-Heidelberg-New York: Springer 1967.

20   P. LAWIN

47. LE QUESNE, L. P.: Body fluid disturbance resulting from pyloric dysfunction. Surg. Gyn. & Obst. **113**, 1 (1961).
48. MALM, JAMES R., W. M. MANGER, S. F. SULLIVAN, E. M. PAPPER, and G. G. NAHAS: The effect of acidosis on sympatho-adrenal stimulation. J. Amer. Med. Ass. **197**, 121 (1966).
49. MASSRY, S. G., H. G. PREUSS, J. F. MAHER, and G. E. SCHREINER: Renal Tubular Acidosis after Cadaver Kidney Homotransplantation. Amer J. Med. **42**, 284 (1967).
50. MOORE, F. D.: Metabolic Care of the Surgical Patient. Philadelphia and London: W. B. Saunders Comp. 1959.
51. MÜLLER-PLATHE, O.: Standard-Bikarbonat und Basenüberschuß. Kritik des Astrup-Systems. Übersicht. actuelle chirurgie **4**, 251 (1966).
52. —, Laboratoriumsbefunde bei metabolischen Acidosen verschiedener Äthiologie. Dtsch. med. Wschr. **92**, 1471 (1967).
53. NAHAS, G. G., and J. C. LIGON: Effects of acute arterial blood pH changes on catecholamine plasma levels and circulatory adaptations. Surg. Forum **10**, 111 (1959).
54. —, Further Light on the Acid-Base Debate. Anesthesiology **27**, 6 (1966).
55. NEEDLE, M. A., G. J. KALOYANIDES, and W. B. SCHWARTZ: The effects of selective depletion of hydrochloric acid on acide-base and electrolyte equilibrium. J. Clin. Invest. **43**, 1836 (1964).
56. NELSON, R. M., A. M. POULSON, J. H. LYMAN, and J. W. HENRY: Evaluation of Tris (Hydroxymethyl) Aminomethane (THAM) in experimental hemorrhagic shock. Surgery **54**, 86 (1963).
57. NIAZI, S. A., and F. J. LEWIS: The effect of carbon dioxide on ventricular fibrillation and heart block during hypothermia in rats and dogs. Surg. Forum **5**, 106 (1955).
58. NORMAN, J. N., and D. T. CARIDIS: Les Troubles du Metabolisme acido-basique en chirurgie generale. Can. J. Surg. **9**, 370 (1966).
59. ROBERTS, K. E., and M. G. MAGIDA: Electrocardiographic alterations produces by a decrease in plasma pH, bicarbonate and sodium as compared with those produced by a increase in potassium. Circulation Res. **1**, 206 (1953).
60. SCHWARTZ, W. B., and A. S. RELMAN: Effects of Electrolyte Disorders on renal Structure and function I and II. New Eng. J. Med. **276**, 383 and 452 (1967).
61. SELLICK, B. A.: Hypothermia. In: Recent Advances in Anaesthesia. P. 111. Ed. by HEWER, C. L., Boston 1963.
62. SHIRES, G. T., and J. HOLMAN: „Dilution Acidosis". Ann. intern. Med. **28**, 557 (1948).
63. SIGGAARD-ANDERSEN, O., and K. ENGEL: Acid-Base Debate. Anesthesiology **27**, 202 (1966).
64. SMITH, N. T., and A. N. CORBASCIO: Myocardial Resistance to Metabolic Acidosis. Arch. Surg. **92**, 892 (1966).
65. Statement on Acid-Base Terminology. Report of ad hoc committee of New York Academy of Sciences Conference. Anesthesiology **27**, 7 (1966).
66. STOECKEL, H.: Anästhesiologische Vorbereitungen bei Eingriffen am endokrinen System. Z. prakt. Anästh. **2**, 83 (1967).
67. TAKAORI, M., and P. SAFAR: Acute Severe Hemodilution with Lactated Ringer's Solution. Arch. Surg. **94**, 67 (1967).
68. TAMM, J.: Nebennieren. In: Kompendium der prä- und postoperativen Therapie. Hrsg. v. LINDENSCHMIDT, TH.-O. u. E. CARSTENSEN. Stuttgart: Thieme 1966.

69. Thrower, W. B., Th. D. Darby, and E. E. Aldinger: Acid-base derangements and myocardial contractility. Arch. Surg. 82, 56 (1961).
70. Truninger, B.: Wasser- und Elektrolyt-Fibel. Stuttgart: Thieme 1967.
71. Ulmer, W., B. Löhr u. B. Katsaros: Über das Verhalten des Gasstoffwechsels bei pharmakologisch unterstützter Hypothermie. Verh. dtsch. Ges. Kreisl.-Forsch. 23, 154 (1957).
72. Wegienka, L. C., and J. M. Welter: Renal tubular acidosis caused by degraded tetracyclin. Arch. Int. Med. 114, 232 (1964).
73. Willson, D. M., M. H. Power, and E. J. Kepler: Alkalosis and low plasma potassium in a case of Cushing's syndrome; a metabolic study. J. clin. Invest. 19, 701 (1940).
74. Zimmermann, W. E.: Der Trispuffer in klinischer Anwendung. Dtsch. med. Wschr. 88, 1305 (1963).
75. — Hypoxie und Gewebsstoffwechsel. Anaesthesist. 13, 122 (1964).

Die respiratorischen Störungen des Säure-Basen-Gleichgewichtes in der operativen Medizin

Von M. Halmágyi

Aus dem Institut für Anaesthesiologie (Direktor: Prof. Dr. R. FREY)
der Johannes Gutenberg-Universität Mainz

Das Bicarbonat-Kohlensäure-Puffersystem ist nach chemischen Maßstäben ein schwacher Puffer. Es ist jedoch durchaus in der Lage, im menschlichen Organismus den pH-Wert des Blutes auch unter großen Belastungen im normalen Bereich zu halten. Die Fähigkeit des Bicarbonat-Puffersystems, die Elektronenneutralität zu bewahren, beruht auf der Flüchtigkeit der schwachen Säure.

In Abb. 1 ist das Schicksal des Kohlendioxyds, das im Laufe der normalen Stoffwechselvorgänge ständig produziert wird, schematisch dar-

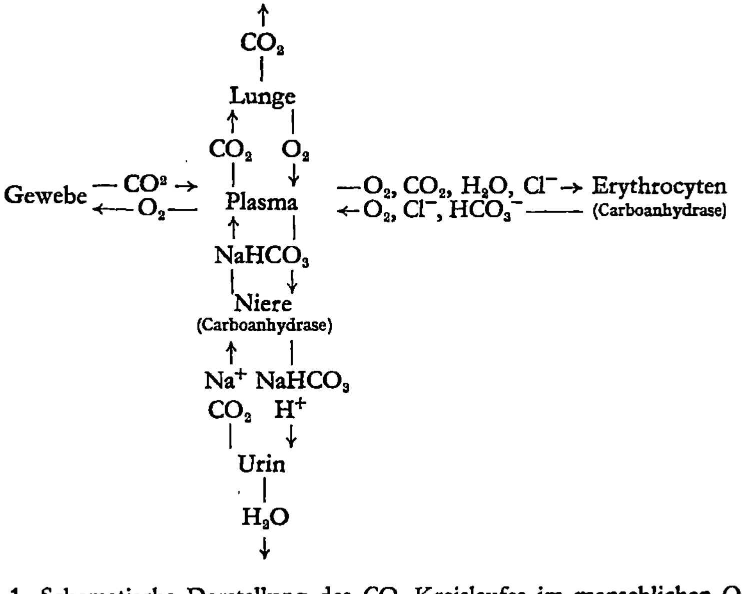

$$\uparrow$$
$$CO_2$$
$$\mid$$

Lunge

$$CO_2 \quad O_2$$

Gewebe $\quad -CO_2 \rightarrow \quad$ Plasma $\quad -O_2, CO_2, H_2O, Cl^- \rightarrow$ Erythrocyten
$\quad \leftarrow -O_2- \quad \qquad \leftarrow O_2, Cl^-, HCO_3^- \text{——} $ (Carboanhydrase)

$$NaHCO_3$$

Niere
(Carboanhydrase)

$$Na^+ \quad NaHCO_3$$
$$CO_2 \quad H^+$$

Urin

$$H_2O$$
$$\downarrow$$

Abb. 1. Schematische Darstellung des CO_2-Kreislaufes im menschlichen Organismus

gestellt. Es ist gut zu ersehen, daß die sog. respiratorische Komponente, der pCO_2-Wert im Blut, im großen Maße von der Lungenfunktion, d. h. von der Größe der alveolären Ventilation abhängt.

Die Wichtigkeit der CO_2-Bilanzabfertigung der Lunge ist aus der Tatsache erkennbar, daß, auf freie H^+ umgerechnet, die tägliche Stoffwechselbilanz für die Abgabe von CO_2 über die Lunge etwa 20000 mval H^+ entspricht, während die Toleranzgrenze des physiologischen pH-Wertes bei 1/10000 mval H^+/L liegt.

Unter den Patienten der operativen Medizin sind akute respiratorische Störungen des Säure-Basen-Haushaltes, wie Acidose und Alkalose sozusagen alltäglich.

In der Tabelle 1 sind die allgemeinen Ursachen einer alveolären Hypoventilation, die in eine respiratorische Acidose resultiert, zusammengestellt.

Tabelle 1. *Allgemeine Ursachen der Hypoventilation*

1. zentrale	6. Verminderung des Lungen-
2. neurogene	parenchyms
3. myogene	7. Obstruktion der oberen Luftwege
4. verminderte Thoraxbeweglichkeit	8. metabolische
5. Lungenkompression	9. mechanische

Die häufigsten Ursachen sind bei chirurgischen Patienten: Schädelhirntraumen, atemdepressive Medikamente, Nachwirkung von Relaxantien, Querschnittslähmung, Verlegung der oberen Luftwege, Pneumothorax, Hämatothorax, Rippenserienfrakturen, Brustbeinfraktur, Thorakotomie, Lungenresektion, Zwerchfellhochstand, Atelektasen, mangelhafte CO_2-Absorption während der Narkose, fehlerhafte Beatmung usw.

In der Tabelle 2 sind die pathogenetischen Faktoren der alveolären Hyperventilation, die eine respiratorische Alkalose bewirkt, zusammengefaßt.

Tabelle 2. *Allgemeine Ursachen der Hyperventilation*

1. zentral-neurogene	4. hypoxische
2. psychische	5. reflektorische
3. metabolische	6. mechanische

Primäre respiratorische Alkalosen treten am häufigsten bei neurochirurgischen Patienten auf. Schädelhirntraumen, postoperative Reizödeme, Gehirntumore und hypoxämische Schäden des Gehirns nach Herzstillstand sind die wichtigsten Ursachen. In diesen Fällen ist die respiratorische Alkalose eine sehr ernsthafte Komplikation, da die Erniedrigung des CO_2-Gehaltes im Blut eine Herabsetzung der Gehirndurchblutung bedeutet. Die dadurch zusätzlich ausgelöste hypoxämische Schädigung kann deletäre Folgen haben, zumal die O_2-Abgabe im alkalischen Milieu ebenfalls gestört ist.

Diese Gesichtspunkte sollen unbedingt berücksichtigt werden, auch dann, wenn die respiratorische Alkalose als Kompensationsvorgang einer metabolischen Acidose entsteht.

Eine weitere Gefahr der respiratorischen Alkalose bei chirurgischen Patienten ist die Hypokaliämie. Die bekannten Folgen einer Hypokaliämie stellen stets den Erfolg einer Operation in Frage.

Die Gefahr einer akuten respiratorischen Acidose liegt in der damit verbundenen Hypoxämie und der starken Verschiebung des pH-Wertes, da die renalen Kompensationsvorgänge nur langsam verlaufen. Eine unmittelbare Lebensgefahr wird durch die starke K^+-Verschiebung aus dem intracellulären in den extracellulären Raum herbeigeführt. Ebenfalls sind es die neurochirurgischen Patienten, die in Folge des erhöhten intrakraniellen Druckes für eine Atemlähmung prädestiniert sind.

Liegt eine chronische respiratorische Acidose vor, so sind diese Patienten in der postoperativen Phase sehr gefährdet, da eine zusätzliche akute respiratorische Acidose unter der Restwirkung von Anästhetika zum Tode führen kann.

Entstehen respiratorische Alkalosen oder Acidosen als kompensatorische Komponente bei metabolischen Störungen des Säure-Basen-Haushaltes, so sind diese Patienten in der Einleitung oder Ausleitung einer Narkose durch willkürliche und unsinnige Veränderungen der CO_2-Konzentration im Blut stark gefährdet. Diese oft tödliche Störung führt der Narkotiseur meist unbewußt selbst herbei.

Ebenfalls möchte ich darauf hinweisen, daß die schnelle Behebung einer respiratorischen Acidose, sei sie kompensatorisch oder primär entstanden, zu Kammerflimmern führen kann. Daher ist bei der Durchführung einer künstlichen Beatmung oder sonstiger therapeutischer Maßnahmen wie z. B. Tracheotomie größte Vorsicht geboten.

Eine stets gültige Regel für das Auftreten von respiratorischen Störungen des Säure-Basen-Haushaltes bei bestimmten chirurgischen Krankheitsbildern soll und kann nicht gegeben werden.

Vielmehr sind es die diagnostischen Maßnahmen, die einer Besprechung bedürfen.

Da die klinischen Symptome einer respiratorischen Acidose, wie erhöhter Blutdruck, Tachykardie, Schweißausbruch, Kammerflimmern usw. und die einer respiratorischen Alkalose, wie Parästhesien, Tremor, Schwitzen, Palpilatio cordis, Tetanie während aber auch nach der Operation überhaupt nicht zu erfassen sind und dann nicht auch charakteristisch sind, muß die Diagnose hauptsächlich nach den Ergebnissen der Laboratoriumsuntersuchungen gestellt werden.

Die alleinige Bestimmung des CO_2-Bindungsvermögens d. h. die sog. Alkalireserve sagt überhaupt nichts über die respiratorischen Störungen aus. Es ist mir unverständlich, warum diese ungenaue Bestimmung heute noch vielerorts als alleinige Laboratoriumsuntersuchung für die Kontrolle des Säure-Basen-Haushaltes routinemäßig durchgeführt wird. Selbst VAN SLYKE und CULLEN betonten die Insuffizienz dieser Methode, als sie sie im Jahre 1917 beschrieben.

Etwas genauere Werte als die Bestimmung der Alkalireserve liefert die Ermittlung der CO_2-Kapazität. Bei diesem Test wird das Vollblut und nicht das Plasma oder das Serum bei 40 mmHg und 38 °C äquillibriert.

Die alleinige Bestimmung des Gesamt-CO_2-Gehaltes nach VAN SLYKE erbringt ebenfalls keine Differenzierung, da dieser sowohl bei respiratorischen als auch bei metabolischen Störungen verändert sein kann.

Mit Hilfe des Nomogramms von DAVENPORT kann man jedoch aus der CO_2-Kapazität und dem Gesamt-CO_2-Gehalt den pH-Wert ermitteln oder in Kenntnis des pH-Wertes und des CO_2-Gehaltes die CO_2-Kapazität bestimmen.

Tabelle 3. *Beschreibung der Störungen des Säure-Basen-Haushaltes mit Hilfe des Gesamt-CO_2-Gehaltes und des CO_2-Kapazität im Blut*

	Störung	CO_2-Gehalt	CO_2-Kapazität	CO_2-Gehalt/ CO_2-Kapazität
kompensiert	resp. Acidose	hoch	hoch	— > —
	resp. Alkalose	niedrig	niedrig	— < —
	met. Acidose	niedrig	niedrig	— < —
	met. Alkalose	hoch	hoch	— > —
nicht kompensiert	resp. Acidose	hoch	normal	— > —
	resp. Alkalose	niedrig	normal	— < —
	met. Acidose	niedrig	niedrig	— = —
	met. Alkalose	hoch	hoch	— = —
simultane Störungen	resp. Acidose + met. Acidose	niedrig	niedrig	— > —
	resp. Alkalose + met. Alkalose	hoch	hoch	— < —

Mit diesen Werten gelingt es, schon die reinen, nicht kompensierten respiratorischen Störungen zu definieren, wie es die Tabelle 3 zeigt. Ebenfalls ist es möglich, mit dem Standardbicarbonatwert und dem des aktuellen Bicarbonats, die Störungen auf diese Art zu beschreiben, da das aktuelle Bicarbonat etwa dem Gesamt-CO_2 und das Standardbicarbonat ungefähr der CO_2-Kapazität entspricht.

Besteht die Möglichkeit, den pH-Wert und den Gesamt-CO_2-Gehalt zu messen, so kann man den pCO_2-Wert entweder aus der Henderson-

Haselbalchschen Gleichung errechnen, wobei

$$pH = pK + \log \frac{Gesamt - CO_2 - \alpha\, pCO_2}{\alpha\, pCO_2}$$

$$pK = 6{,}1$$

$$\alpha = \text{Löslichkeitskoeffizient} = 0{,}0301$$

oder aus dem Siggaard-Andersonschen Nomogramm ermitteln.

Man kann heute den aktuellen pCO_2 im arteriellen Blut mit der Elektrode von SEVERINGHAUS direkt messen oder über die pH-Messung mit der Astrup-Methode ermitteln.

Die Astrup-Methode beruht darauf, daß zwischen pH und log pCO_2 unter definierten Bedingungen etwa ein linearer Zusammenhang besteht, wie es die Abbildung 2 zeigt. So ist es möglich, bei Messung des aktuellen

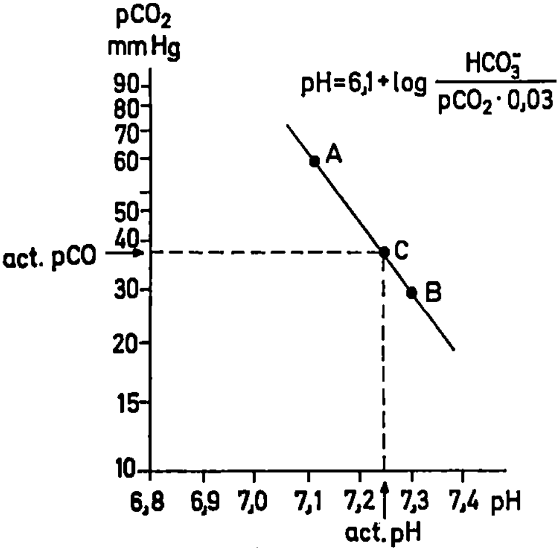

Abb. 2. Zusammenhang zwischen pH und log pCO_2 im volloxygenisierten Blut nach Astrup

pH-Wertes den jeweiligen pCO_2-Wert abzulesen. Dies geschieht in der Praxis mit Hilfe des Nomogramms von Siggaard-Anderson und Engel.

Das Verdienst der Astrup-Methode ist die Einführung des Standardbicarbonatwertes und den des Basenüberschusses.

Somit können die respiratorischen und metabolischen Störungen des Säure-Basen-Haushaltes exakt beschrieben werden.

Neuzeitlich ist es durch die Erstellung des Säure-Basen-Nomogramms von Thews (Abb. 3) möglich, mit Hilfe des pO_2-, pCO_2-pH-Wertes und der Hb-Konzentration in Gramm alle diesbezüglich wichtigen Daten zu ermitteln.

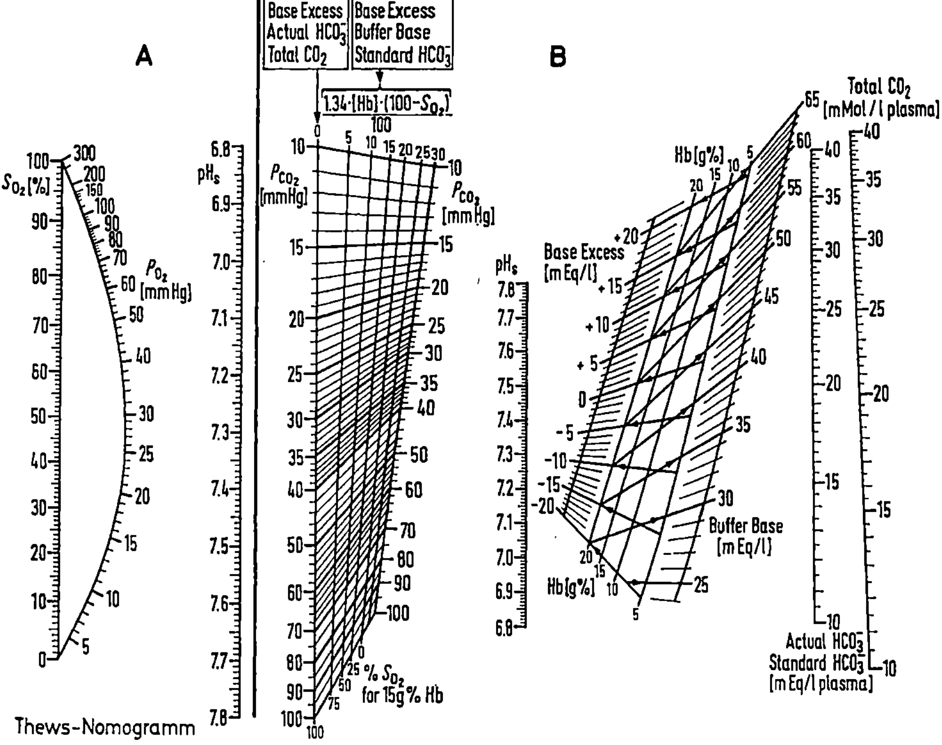

Abb. 3. Das Säure-Basen-Nomogramm nach Thews

Dem diagnostischen Wert dieser Methoden sind dadurch Grenzen gesetzt, daß keine die Differenzierung der primären Störungen von der sekundären kompensativen zuläßt. Es ist jedoch festzustellen, daß respiratorische Störungen bei chirurgischen Patienten sehr häufig mit metabolischen Entgleisungen des Säure-Basen-Haushaltes verbunden sind.

Die therapeutischen Maßnahmen bei den hier beschriebenen Störungen, die vom Kieferhalten bis zur Durchführung der künstlichen Beatmung reichen, waren in der letzten Zeit Gegenstand mehrerer Symposien und Kongresse, so daß auf eine eingehende Besprechung an dieser Stelle verzichtet werden kann.

Betonen möchte ich nur gern einige wichtige praktische Regeln:

1. Eine akute respiratorische Acidose soll möglichst schnell behoben werden, da diese die Gefahr der Hypoxie und die der tödlichen Acidose mit sich bringt.

2. Die akute respiratorische Acidose darf aber nicht *zu* schnell behoben werden, da die Gefahr des Kammerflimmerns droht. Hierauf muß man insbesonders bei der Beatmung dieser Patienten achten.

3. Die Therapie der akuten respiratorischen Acidose soll bei neurochirurgischen Patienten mit einer Entwässerungstherapie kombiniert werden, um dem verursachten Gehirnödem zu begegnen.

4. Bei der chronischen respiratorischen Acidose ist die routinemäßige postoperative O_2-Therapie kontraindiziert, da insbesondere bei Nachwirkung von Narkotica die Gefahr der CO_2-Narkose sehr groß ist.

5. Die respiratorische Alkalose soll bei Patienten mit intrakraniellen Prozessen möglichst schnell behoben werden, um die Gehirndurchblutung zu normalisieren.

6. Kompensatorische respiratorische Acidosen und Alkalosen dürfen nicht ohne Kompensation der metabolischen Störungen normalisiert werden.

Die Gefahr ist bei der Einleitung und bei der Ausleitung der Narkose sehr groß und kann eine tödliche Entgleisung durch Verschiebung des pH-Wertes herbeiführen.

Die Priorität respiratorischer Störungen des Säure-Basen-Haushaltes kann sehr oft nur durch die zusätzliche Untersuchung der Lungenfunktion festgestellt werden. Ein Studienaufenthalt in Pittsburgh im letzten Jahr hat mich davon überzeugt, daß die routinemäßige Anwendung kleinerer Geräte, wie Wright-Spirometer, Peak-Flowmeter, Vitalor, Super-syringe nach JONNEY und ein Manometer mit H_2O-cm-Eichung eine wesentlich exaktere Diagnose und Indikationsstellung für die Behandlung der respiratorischen Störungen ermöglichen.

Die respiratorischen Störungen sind in der postoperativen Phase wesentlich schwerer zu beheben. Somit sind die Lungenfunktionsuntersuchungen in der präoperativen Phase aus prognostischen und therapeutischen Gründen wünschenswert. Da die respiratorischen Störungen auch durch Störungen der Lungendurchblutung, der Diffusion und Atemmechanik entstehen können, sollten diese Größen durch die Untersuchungsmethoden der Anaesthesie erfaßt werden.

Die neuen Arbeiten von HENNEBERG und WAWERSIK haben gezeigt, daß die Untersuchungen der Atemmechanik die Methoden der Anaesthesie wesentlich bereichern können.

Ich bin der Meinung, daß die Anwendung der Pneumotachographie, der Bronchosspirometrie, der Gasanalyse und der Bodyplethysmographie in der anaesthesiologischen Forschung, Lehre und klinischen Therapie neben der Narkose, Wiederbelebung und Intensivtherapie ihren festen Platz einnehmen wird. Hierdurch wird es auch möglich, die respiratorischen Störungen in diffiziler Form zu erfassen und ihnen zu begegnen.

Literatur

ASTRUP, P.: A new approach to acid-base metabolism. Clin. chem. 7, 1 (1961).

BAUR, H.: Respiration und Kohlensäurehaushalt. Stuttgart: Schattauer Verlag 1963.

DAVENPORT, H. W.: The ABC of acid-base chemistry. Chicago: University of Chicago Press 1963.

GOLDBERGER, E.: A primer of water, electrolyt and acid-base syndrom. Philadelphia: Lea & Febiger 1965.

HENNEBERG, U.: Kontrolle der Ventilation in der Neugeborenen- und Säuglingsanaesthesie (Schriftenreihe: Anaesthesie und Wiederbelebung hrsg. von FREY, KERN u. MAYRHOFER). Berlin-Heidelberg-New York: Springer 1968.

McLEAN, F. C.: Application of law of chemical equilibrium (law of mass action) to biological problems. Physiol. Rev. **18**, 495 (1938).

SEVERINGHAUS, J. W.: Recent developments in blood O_2 and CO_2. In: Symposion on pH and blood gas measurement (hrsg. von WOOLMER, R. F.). Boston: Little, Brown and Co. 1959.

SIGGAARD-ANDERSON, O.: A graphic representation of changes of the status. Scandinav. J. clin. & Lab. Invest. **12**, 311 (1960).

—, and K. ENGEL: A new acid-base nomogram. Scandinav. J. clin. & Lab. Invest. **12**, 186 (1960).

VAN SLYKE, D. D., and G. E. CULLEN: Studies on acidosis. J. biol. chem. **30**, 289 (1917).

WAWERSIK, J.: Äußere Ventilation und Atemmechanik bei Säuglingen und Kleinkindern unter Narkosebedingungen (Schriftenreihe: Anaesthesie und Wiederbelebung hrsg. von FREY, KERN u. MAYRHOFER). Berlin-Heidelberg-New York: Springer 1967.

Der Einfluß von pH-Änderungen des Blutes auf die Wirkung von Pharmaka

Von H. Konzett

Aus dem Pharmakologischen Institut der Universität Innsbruck
(Vorstand: Prof. Dr. H. KONZETT)

Der pH-Wert des Blutplasmas und der Körperflüssigkeiten bleibt normalerweise innerhalb enger Grenzen konstant. Die pH-Regulation ist das Ergebnis verschiedener Organsysteme und Einrichtungen, vor allem der Ausscheidung fixer Basen und Säuren durch die Nieren, der Kohlensäure-Abgabe durch die Lungen sowie der Puffersysteme des Blutes. Die verabreichten Pharmaka werden deshalb ihre Wirkung meistens bei einem normalen pH-Wert des Blutplasmas entfalten können. Außerhalb der Norm liegende pH-Werte, wie sie bei pathologischen Zuständen akut oder chronisch, durch exogene Zufuhr von Säuren oder Basen und auch lokal bei Entzündungen vorkommen, können die Wirkung von Pharmaka in zweierlei Hinsicht verändern:

1. Die Receptoren bzw. intracellulären Strukturen werden bezüglich Reaktionsfähigkeit so beeinflußt, daß die Pharmakon-Receptor-Wechselwirkung und der dadurch gebahnte celluläre Effekt gegenüber der Norm verschieden wird. Der intracelluläre pH-Wert erwies sich nämlich, z. B. bei Untersuchungen am isoliert durchströmten Schildkrötenherz, vom extracellulären pH-Wert abhängig (WADDELL u. HARDMAN, 1960).

2. Die physikalisch-chemischen Eigenschaften der Pharmaka, wie z. B. die Dissoziation und Löslichkeit werden beeinflußt, wodurch die Diffusion der Pharmaka durch Membranen und auch die Bedingungen für den Pharmakon-Receptor-Komplex bzw. für die celluläre Wirkung geändert werden.

Durch die pH-Änderungen des Blutplasmas kommt es im einen Fall primär zu einer veränderten Reaktion der biologischen Struktur auf Pharmaka; im andern Fall erfolgt primär eine Veränderung wichtiger Eigenschaften der Pharmaka. Es kann aber auch sowohl eine Veränderung der Ansprechbarkeit cellulärer Strukturen wie der Eigenschaften eines Pharmakons eintreten. Im folgenden sollen einige Beispiele für beide Typen pH-bedingter Veränderungen angeführt werden.

pH-bedingte veränderte Reaktion der biologischen Struktur auf Pharmaka

Änderungen des Blut-pH können die Wirkung der Katecholamine verändern. Die Beobachtung von BURGET u. VISSCHER (1927), daß die Adrenalin-Blutdrucksteigerung bei Acidose vermindert ist, wurde wiederholt bestätigt (CAMPBELL et al., 1958; HOULE et al., 1957; WEIL et al., 1958). Die pressorische Wirkung von Adrenalin ist aber komplex; daran sind vor allem die positiv-inotrope Herzwirkung und die gefäß-kontrahierende Wirkung beteiligt. Der gefäß-erweiternde Effekt von Adrenalin ist in diesem Zusammenhang ebenfalls wichtig. WOOD u. Mitarb. (1963) haben unter Verwendung entsprechender blockierender Substanzen (α- bzw. β-Blocker) an Hunden untersucht, welche dieser drei verschiedenen Wirkungskomponenten des Adrenalins durch die Acidose besonders beeinträchtigt wird. Sie fanden, daß der positiv-inotrope und der gefäßerweiternde Effekt bei Acidose mehr abgeschwächt waren als die gefäßverengernde Wirkung. Übrigens hemmte in diesen Untersuchungen die respiratorische Acidose stärker als die metabolische Acidose die Adrenalinwirkungen. Möglicherweise ist der intracelluläre pH-Wert bei der respiratorischen Acidose noch niedriger als bei einer vergleichbaren metabolischen Acidose, wenn etwa Kohlendioxyd leichter als das Wasserstoffion die Zellmembran durchdringt.

Auch der pressorische Effekt von Noradrenalin und Metamphetamin ist bei schwerer Acidose abgeschwächt oder fehlt völlig, wie experimentell an Hunden nach entsprechender Kreislaufbelastung und Unterkühlung festgestellt wurde (BROOKS, 1965). Nach Korrektur der Acidose durch intravenöse Applikation von Natriumbicarbonat bzw. Natriumlactat stieg der Blutdruck wieder an.

Die Katecholamin-Wirkung auf die Bronchialmuskulatur ist bei Acidose ebenfalls abgeschwächt (CAMPBELL et al., 1958; BLUMENTHAL et al., 1961; MITHOEFER et al., 1965).

Die pH-abhängige Katecholamin-Wirkung wurde an isolierten Organen bei Verwendung geeigneter Nährlösungen näher geprüft. HARDMAN u. REYNOLDS (1965) haben die positiv inotrope Wirkung, also die Zunahme der systolischen Herzkraft unter dem Einfluß von Adrenalin an isolierten Schildkröten-Herzen bei pH-Werten von 6,5, 7,5, 8,5 und 9,5 sowie unter Verwendung verschiedener Puffersysteme untersucht.

Das Optimum der inotropen Wirkung von Adrenalin, also die prozentuell stärkste Zunahme der systolischen Herzkraft erfolgte jeweils beim pH-Wert von 7,5. Durch die Verwendung verschiedener Puffer konnte eine Wechselwirkung zwischen einem bestimmten Puffer und Adrenalin ausgeschlossen werden.

REYNOLDS u. HAUGAARD (1967) haben Rattenherzen bei pH-Werten von 6,9 und 7,8 durchströmt und sowohl die positiv inotrope Wirkung wie auch die Aktivierung der Phosphorylase, die für die Glykogenolyse wichtig ist, nach Adrenalin bestimmt. Sie fanden, daß die Adrenalinwirkung auf die systolische Herzkraft und auf die Phosphorylase-Wirksamkeit bei pH 7,8 jeweils stärker war als bei pH 6,9.

Die Vasokonstriktion der Hirngefäße durch Ergotamin fällt bei Acidose schwächer aus als bei normalem Blut-pH (CARPI u. VIRNO, 1957).

Die Erniedrigung des Blut-pH kann andererseits die Wirkung gewisser Pharmaka verstärken. Ansäuernde Salze, wie z. B. Ammoniumchlorid, potenzieren die diuretische Wirkung organischer Quecksilberverbindungen. Patienten mit einer Alkalose hingegen sind meistens refraktär gegenüber den Quecksilber-Diuretika (SCHWARTZ u. WALLACE, 1951). Bei erniedrigtem Blut-pH wurde experimentell u. a. eine Zunahme der pressorischen Wirksamkeit von Cardiazol beobachtet (ZIPF u. KELLER, 1952).

Die lokale Wirkung von Bradykinin, einem körpereigenen Wirkstoff, dürfte in entzündetem Gewebe, das einen etwas erniedrigten pH-Wert aufweist, ebenfalls verstärkt sein, weil Bradykinin, wenigstens in vitro, bei niedrigem pH stärker wirkt als bei hohem pH (WALASZEK u. DYER, 1966).

pH-bedingte Veränderungen physikalisch-chemischer Eigenschaften von Pharmaka

Viele Arzneimittel, z. B. die in der Anaesthesiologie gebrauchten Lokalanaesthetika, Barbiturate, Analgetika u. a. sind schwache Elektrolyte, also Säuren bzw. Basen, die zum Teil als Ionen, zum Teil undissoziiert vorliegen. Die Ionen sind hydrophil und lipoidunlöslich, die undissoziierten Verbindungen aber lipoidlöslich.

Das Verhältnis des ionisierten Anteils zur Gesamtkonzentration schwacher Säuren und Basen wird als Dissoziationsgrad bezeichnet. Der Dissoziationsgrad ist von der Wasserstoffionen-Konzentration, dem pH, abhängig. Die Dissoziation schwacher Säuren, z. B. der Barbiturate, nimmt mit abnehmender Wasserstoffionen-Konzentration, d. h. zunehmendem pH, zu, die Dissoziation schwacher Basen, z. B. der Lokalanaesthetika, verhält sich umgekehrt; sie nimmt mit zunehmender Wasserstoffionen-Konzentration, d. h. abnehmendem pH, zu. Die Wasserstoffionen-Konzentration einer Lösung, in der gleiche Mengen der dissoziierten und der nicht-dissoziierten Form enthalten sind, in der die Säure somit zur Hälfte neutralisiert wird, ist gleich der Dissoziationskonstante. Die Dissoziationskonstante einer Säure wird, analog dem pH-Wert, durch den negativen Logarithmus ausgedrückt, den man mit pka bezeichnet. Verbindungen mit einem pka-Wert von ca. 7 sind beim pH der Körpersäfte und Gewebe teils dissoziiert, d. h. ionisiert, teils undissoziiert, d. h. nicht-ionisiert.

Die gebräuchlichsten Lokalanaesthetika weisen einen pka-Wert zwischen 7 und 9 auf. Sie sind also beim normalen Blut-pH zum Teil undissoziiert; deshalb sind sie lipoidlöslich, können also durch die bimolekulare Lipoidschicht der Plasmamembran leicht durchdringen. Sie sind aber auch zum Teil dissoziiert; deshalb vermögen sie in kationischer Form mit einer anionischen Bindungsstelle des Receptors einen Pharmakon-Receptor-Komplex einzugehen und ihre eigentliche Wirkung am Axoplasma des Nerven zu setzen. Die Penetration der Lokalanaesthetika ist nach neuerer Auffassung (RITCHIE u. GREENGARD, 1966) an das undissoziierte Molekül, die eigentliche lokalanaesthetische Wirkung aber an das positiv geladene Ammoniumion gebunden. Eine Erhöhung des pH sollte deshalb das Penetrationsvermögen verbessern, eine Erniedrigung des pH andererseits die lokalanaesthetische Wirkung am Axoplasma verstärken.

RITCHIE u. GREENGARD (1961) haben am cervicalen Vagus des narkotisierten Kaninchens hübsche Untersuchungen zur Wirkungsweise der Lokalanaesthetika gemacht. Nach entsprechender Präparation wurde das monophasische Aktionspotential auf elektrische Reizung unter der Einwirkung von Lokalanaesthetika gemessen und seine Beeinflußbarkeit durch Änderungen im pH-Wert der Nährlösung bestimmt.

Wurde z. B. Cinchocain bei einem pH-Wert von 7,2 in der Nährlösung an den Nerv herangebracht, so kam es bei einer bestimmten Konzentration (z. B. 1 m M) zu einem Abfall des Potentials als Zeichen der lokalanaesthetischen Wirkung. Bei einem pH-Wert von 9,6 in der Nährlösung nahm das Aktionspotential wieder zu, was auf eine Abnahme der lokalanaesthetischen Wirkung deutet. Beim pH-Wert von 9,6 liegt Cinchocain in quantitativ größerer Menge undissoziiert, beim niedrigeren pH von 7,2 aber in quantitativ größerer Menge in kationischer Form vor. Die Beobachtung einer verschieden starken lokalanaesthetischen Wirkung bei den angewandten pH-Werten von 7,2 und 9,6 weist darauf hin, daß für den lokalanaesthetischen Effekt am Receptor tatsächlich die kationische Form des Lokalanaestheticums wichtig ist. Das ergibt sich auch aus einer weiteren Beobachtung von RITCHIE u. Mitarb. (1965), daß nämlich die lokalanaesthetische Wirkung von Cinchocain, wiederum gemessen an der Abnahme des Aktionspotentials am Vagus des Kaninchens, bei einem pH-Wert von 7,2 in der Nährlösung schneller einsetzt und ein größeres Ausmaß erreicht als bei einem pH-Wert von 9,2.

Anders verhalten sich die Barbiturate als schwache Säuren bei pH-Änderungen. Wenn der pH-Wert des Blutplasmas durch Hyperventilation oder Infusion von Natriumbicarbonat erhöht wird, so nimmt die Dissoziation der Barbiturate zu; als Folge wird die Plasmakonzentration der undissoziierten lipoidlöslichen Barbituratform aber abnehmen. WADDELL u. BUTLER (1957) haben unter diesen Bedingungen experimentell einen Abfall der Konzentration von Phenobarbital im Gehirn und eine Abschwächung der Schlafwirkung beobachtet. Überdies wird bei zunehmendem pH-Wert im Blutplasma der Harn alkalischer und dadurch die Barbituratausscheidung verbessert, weil die Rückresorption der undissoziierten, lipoidlöslichen Barbiturate verringert ist. Ein Anstieg des Blutplasma-pH erhöht bei Phenobarbital die Ionisierung beträchtlich, weil seine Dissoziationskonstante niedrig (7,3) ist.

Im d-Tubocurarin liegen die beiden quaternären Stickstoffe als Onium-Gruppen dissoziiert, die OH-Gruppen aber undissoziiert vor. Bei steigendem pH kommt es zu einer Ionisierung dieser OH-Gruppen, wodurch die muskelrelaxierende Wirkung, jedenfalls am isolierten Froschmuskel, abnimmt (Kalow, 1954).

Die wenigen angeführten Beispiele sollen erläutern, daß einerseits die Erhaltung bzw. Wiederherstellung des normalen Blut-pH-Wertes für die Wirksamkeit von Pharmaka (z. B. Katecholamine) wichtig ist, andererseits verständlich machen, daß Veränderungen des Blut-pH-Wertes die Wirkungsstärke gewisser Pharmaka im Sinn einer Zunahme oder Abnahme beeinflussen können.

Literatur

Blumenthal, J. S., E. B. Brown, and G. S. Campbell: Ann. Allergy 14, 506–510 (1956).

Brooks, D. K.: Anaesthesia 20, 173–195 (1965).

Burget, G. E., and M. B. Visscher: Amer. J. Physiol. 81, 113–123 (1927).

Campbell, G. S., D. B. Houle, N. W. Crisp, M. H. Weil, and E. B. Brown: Dis. Chest. 33, 18–22 (1958).

Carpi, A., and M. Virno: Brit. J. Pharmacol. 12, 232–239 (1957).

Hardman, H. F., and R. C. Reynolds: J. Pharmacol. 149, 219–224 (1965).

Houle, D. B., M. H. Weil, E. B. Brown, and G. S. Campbell: Proc. Soc. exp. Biol., N.Y. 94, 561–564 (1957).

Kalow, W.: J. Pharmacol. 110, 433–442 (1954).

Mithoefer, J. C., R. H. Runser, and M. S. Karetzky: New Engl. J. Med. 272, 1200–1203 (1965).

Reynolds, R. C., and N. Haugaard: J. Pharmacol. 156, 417–425 (1967).

Ritchie, J. M., and P. Greengard: J. Pharmacol. 133, 241–245 (1961).

—, — Ann. Rev. Pharmacol. 6, 405–430 (1966).

—, B. Ritchie, and P. Greengard: J. Pharmacol. 150, 152–159 (1965).

Schwartz, W. B., and W. M. Wallace: J. clin. Invest. 30, 1089–1104 (1951).

Waddell, W. J., and T. C. Butler: J. Clin. Invest. 36, 1217–1226 (1957).

—, and H. F. Hardman: Amer. J. Physiol. 199, 1112–1114 (1960).

Walaszek, E., and D. C. Dyer: In: Hypotensive Peptides; edited by E. G. Erdös, N. Back, and A. F. Wilde. Berlin-Heidelberg-New York: Springer 1966.

Weil, M. H., D. B. Houle, E. B. Brown, G. S. Campbell, and C. Heath: Calif. Med. 88, 437–440 (1958).

Wood, W. B., E. S. Manley, and R. A. Woodbury: J. Pharmacol. 139, 238–247 (1963).

Zipf, H. F. u. H. Keller: Naunyn-Schmiedebergs Arch. exp. Pharmak. u. Path. 214, 242–252 (1952).

Untersuchungen über die Säure-Basen-Verhältnisse nach Schädelhirntraumen

Von   H. Eisterer,   R. Kucher,   E. Kutscha-Lissberg,   F. Marsoner,
H. Spängler, H. Vagacs und P. Zeitelberger

Aus dem Institut für Anaesthesiologie der Universität Wien (Vorstand: Prof. Dr.
O. MAYRHOFER) und der I. chirurgischen Universitätsklinik in Wien (Vorstand:
Prof. Dr. P. FUCHSIG)

Veränderungen und Störungen der Atmung nach Schädel-Hirntraumen
sind seit langem Gegenstand von Untersuchungen. So wurden zentrale
Veränderungen des Atemtypus unter anderem von FROWEIN in ihrer Bedeutung und Prognose dargestellt und in ausgedehnten Untersuchungen spiro-
metrisch dokumentiert. Die Notwendigkeit der Beseitigung peripherer
Atemhindernisse durch Intubation oder Tracheotomie ist heute allgemein
anerkannt und es kann an dieser Stelle nicht darauf eingegangen werden
(LÖNNECKEN u. a.). Jedoch erst in den letzten Jahren wurde die Blutgasanalyse zur objektiven Beurteilung des Atemeffektes nach Hirntraumen
herangezogen und die Auswirkungen auf den Säure-Basen-Haushalt, sowie
auf die Oxygenisierung des Blutes eingehender untersucht. So beschrieben
HUANG, COOK u. LYONS erstmalig die Hyperventilation mit konsekutiver
Hypokapnie, während FROWEIN u. Mitarb. die mitunter ausgeprägte
arterielle Hypoxämie in den Vordergrund ihrer Untersuchungen stellen und
aus der arteriellen Sauerstoffspannung weitgehende prognostische Schlüsse
ziehen und STEINBEREITHNER konnte die Bedeutung der Hyperventilation
im Sinne des sog. „Hyperventilationssyndroms“ und ihre Auswirkung auf
den Elektrolythaushalt durch die Aufdeckung des sog. „Hyperchlorämie-
syndroms“ entscheidend ergänzen, woraus sich wesentliche therapeutische
Konsequenzen ergeben.

Angeregt durch derartige Untersuchungen haben wir uns zur Aufgabe
gestellt, durch blutgasanalytische Untersuchungen an frischverunfallten
Schädelhirnverletzten möglichst frühzeitig Einblick in die *unmittelbar* nach
dem Unfall auftretenden Störungen von Atmung und Säure-Basen-Haushalt
zu gewinnen und ihr Verhalten unter dem Einfluß der Therapie in den
ersten Stunden zu verfolgen, um daraus prognostische und vor allem therapeutische Schlüsse ziehen zu können.

Tabelle 1. *Ergebnisse der blutgasanalytischen Untersuchungen an 16 frisch verunfallten Schädel-Hirnverletzten unmittelbar nach Aufnahme und 2 Std nach der Erstuntersuchung oder unmittelbar nach Operationsende,* ® = *Respiratortherapie*

Nr.	Art der Verletzung	Temp.	pH	pCO_2	St.b.	pO_2	O_2%	pH	pCO_2	St.b.	pO_2	O_2%	Anmerkungen
1	Commotio cerebri (27a)	37°	7,41	23,8	23,8	—	—	7,44	28	20,5	—	—	Entl.
2	Commotio cerebri Basisfraktur (38a)	37,5°	7,29	27,5	15,0	—	—	7,29	27,5	15,0	—	—	Entl.
3	Contusio cerebri Basisfraktur (57a)	36,4°	7,42	32,0	22,0	40	84,5	7,34	37,8	19,6	47	88,0	Entl.
4	Contusio cerebrei, Basisfrakt. polytraum. Blutasp. (67a)	36,5°	7,335	40,0	20,6	55	96	7,25	48,8	17,2	90	100	† nach 12 Tg.
5	Contusio cerebri, polytraumat. (20a)	36,5°	7,37	35,3	20,6	39,5	83	7,36	25,5	20,5	55,5	94,5	Entl. 5 Tg. ®
6	Cont. cerebri grav., intra-cerebr. + subd. Hämatom (60a)	37,5°	7,36	39,5	21,6	71	95,8	7,38	36,0	21,3	77	95,5	† nach 4 Tg.
7	Cont. cerebri grav. Basisfrakt. Ventr.bltg. polytraumat. (27a)		7,38	40,0	23,0	33	—	7,345	38,5	20,5	91,5	—	† nach 3 Tg. ®
8	Cont. + Compr. cerebri, Fract. bas. + cran. polytraumat. (59a)		7,22	31,2	13,9	—	—	7,22	43,3	16,5	—	—	† nach 3 Std

Tabelle 1 (Fortsetzung)

Nr.	Art der Verletzung	Temp.	pH	pCO_2	St.b.	pO_2	$O_2\%$	pH	pCO_2	St.b.	pO_2	$O_2\%$	Anmerkungen
9	Cont. cerebr. grav., Compr. cerebri, polytraumat. (45a)		7,34	46,5	23,3	42	84,5	7,335	40,0	21,5	54,5	89	† nach 3 Tg. ®
10	Cont. cerebr. grav. Compr. C. subd. H. Basisfrakt. (20a)		7,40	35,5	23,3	40	—	7,46	30,3	23,0	60	—	† nach 4 Tg.
11	Cont. cerebri grav. Compr. C. subd. H. Basisfrakt. (26a)	36,0°	7,39	38,7	22,8	85	—	Exitus innerhalb 1 Std					
12	Cont. cerebr. grav. intracerebr. H. Ventr.bltg. Basisfrakt. (27a) mass. Asp.	42°	7,195	44,5	15,5	58	75	7,19	72	21,1	35	72,2	† nach 4 Tg. ®
13	Cont. + Compr. cerebri, sub- + epid. H. Basisfr. ptr. (28a)	37°	7,23	36,2	15,2	63	94,5	Exitus innerhalb $^1/_2$ Std					
14	Cont. + Compr. Cerebri, subd. H. Ventr.bltg. Aspir. (47a)	42,5°	7,31	45,6	21,1	25	38	Exitus unmittelbar postop.					
15	Cont. + Compr. cerebri Basisfrakt. (53a)	36,9°	7,265	32,0	15,2	—	—	Exitus in $^1/_2$ Std					
16	Conquass. cerebri Fract. cran. aperta Kreislaufstillstand (30a)		7,26	36,5	16,4	91,5	—	Exitus innerhalb 1 Std nach primärer Reanimation					

Methodik. Bei 16 Patienten mit frischen Schädelhirnverletzungen wurde sofort nach Einlieferung an die Unfallstation der I. Chir. Univ. Klinik noch vor Einsetzen jeglicher Therapie die Art. femoralis punktiert, unter Heparinzusatz eine Blutprobe anaerob entnommen und anschließend pH, Standardbicarbonat, pCO_2, sowie pO_2 bestimmt. Die Bestimmung erfolgte nach der Mikromethode von Astrup unter Verwendung der Glaselektrode Radiometer G297 sowie der Mikro-Clark-Elektrode nach Meissl (Stockholm). Gleichzeitig erfolgte die Messung der Körpertemperatur (rectal). Eventuell nötige Temperaturkorrekturen der Werte wurden vorgenommen. Anschließend erfolgte die Therapie, die medikamentös in Form einer komb. Osmo-onko-therapie nach Schmidt unter Verwendung von Haemaccel bzw. Rheomacrodex mit 20% Sorbit, sowie Gaben von Humanalbumin 20% bestand. Daneben wurden je nach Grad der bestehenden Kreislaufzentralisation Hydergin, sowie Panthesin-Hydergin (pH 203 R) in wechselnden Mengen gegeben. Bei leichten Unruhezuständen wurden zusätzlich Novalgin, bei schweren oder Krämpfen lytische Mischung verabreicht. Die Sauerstoffzufuhr erfolgte je nach Reflexlage, Bewußtseinslage und Schweregrad des Traumas mit nasaler Insufflation, Insufflation nach erfolgter Intubation oder O_2-Beatmung mittels des Bird-Respirators. Nach 2 Std wurden die Untersuchungen wiederholt. Bei Fällen, wo ein sofortiges operatives Vorgehen erforderlich war, erfolgte die Kontrolluntersuchung nach Beendigung des operativen Eingriffes.

Tabelle 2. *Aufschlüsselung der beobachteten blutgasanalytischen Störungen. Beobachtete Veränderungen (Anzahl der untersuchten Fälle) Prozente*

Sauerstoffdruck unter 90 mmHg	11 (12)	91,6%
Sauerstoffdruck unter 70 mmHg	9 (12)	75 %
Ausgeprägte metab. Acidose (Standard-Bicarbonat unter 17)	6 (16)	37,4%
Mäßige metab. Acidose (Standard-Bicarbonat unter 21)	3 (16)	18,7%
Hyperventilation (pCO_2 unter 35)	5 (16)	31,3%
Hypoventilation (pCO_2 über 42)	3 (16)	18,8%
Deutliche Verbesserung der O_2-Spannung nach Therapie	5 (7)	71,4%
Zunehmende metab. Acidose trotz Therapie	5 (11)	45,5%

Ergebnisse. Die Ergebnisse gibt Tab. 1 wieder. Hält man sich vor Augen, wie viele Faktoren unterschiedlichster Art am Zustandekommen von Störungen der Atmung und des Säure-Basen-Haushaltes beim frischverunfallten Schädelhirnverletzten beteiligt sind, so wird man in prognostischer und diagnostischer Hinsicht von derartigen Untersuchungen nicht allzuviel erwarten können. Man bedenke den Einfluß der verschiedenartigsten Begleitverletzungen, Art und Dauer des Transportes etc. (Bei einigen unserer Patienten waren Transportwege bis zu 100 km nötig, einige hatten eine Zeit bis zu 5 Std ohne zweckmäßige Erstversorgung zu überstehen; die meisten Schwerstverletzten kamen unintubiert zur Aufnahme.)

Kann auch die möglichst frühzeitige Abklärung der Atmungs- und Stoffwechselsituation in Hinblick auf Prognose und Diagnostik, der Art des Traumes nur Unwesentliches leisten, ergeben sich daraus bedeutende therapeutische Konsequenzen, worauf später noch eingegangen werden soll. Wir haben deshalb versucht, unser Krankengut nach Art der bestehenden Störungen aufzuschlüsseln, was in Tab. 2 dargestellt ist.

Diskussion

Man sieht hieraus, daß 91,6% unseres Krankengutes eine erniedrigte arterielle Sauerstoffspannung aufweisen, 75% eine Sauerstoffspannung unter 70 mmHg, also unter dem von FROWEIN als limitierenden Wert liegen, unter dem die Prognose dubiös erscheint. Wenn auch diese Ansicht nicht unwidersprochen blieb, so ist doch bei *Bestehenbleiben* einer derartigen Störung über längere Zeit die Prognose als infaust anzusehen (STEINBEREITHNER). Die Bedeutung der Hypoxie als ätiologischer Faktor des Hirnödems ist heute allgemein anerkannt (OPITZ u. SCHNEIDER, KUCHER u. STEINBEREITHNER u. a.). Wenn heute die Bekämpfung der drohenden oder manifesten Hirndrucksteigerung im Brennpunkt unserer therapeutischen Bemühungen steht, muß auch die Normalisierung des Sauerstoffgehaltes des Blutes mit allen Mittel angestrebt werden, nötigenfalls durch Sauerstoffbeatmung mit dem Respirator (KUCHER). Neben den Bemühungen zur Verbesserung der Hirnzirkulation und des Allgemeinkreislaufes ist es also eine vordringliche Aufgabe eine arterielle Hypoxie, egal welcher Genese, unverzüglich zu beheben. Selbstverständlich bedarf auch eine erhöhte CO_2-Spannung schon in Hinblick auf die damit verbundene Hirndrucksteigerung der Korrektur durch Beatmung. Die Frage, ob eine bestehende Hyperventilation im akuten Stadium des Hirntraumas von Vor- oder Nachteil, zu bekämpfen oder anzustreben ist, ist generell schwer zu beantworten und sei deshalb zur Diskussion gestellt. Den physiologischen Erwägungen, daß die bestehende oder erzeugte Hypokapnie zu einer Verschiebung der Sauerstoffdissoziationskurve infolge Haldane-Effekts, sowie zu einer Drosselung der arteriellen Blutzufuhr zum Gehirn führt und negative Auswirkungen auf den Elektrolythaushalt zeitigt, steht die Tatsache gegenüber, daß Hyperventilation zu einer ausgeprägten Senkung des Hirndruckes führt. Dieses von LUNDBERG beschriebene Phänomen konnten wir am offenen Schädel mehrmals beobachten; wir verwendeten es in einigen Fällen, um den Duraverschluß zu ermöglichen. Erwägungen über den Mechanismus, sowie die Frage, ob Hyperventilation generell als Mittel zur Bekämpfung des Hirndrucks geeignet erscheint, haben vorläufig noch spekulativen Charakter und bedürfen wohl noch der Abklärung durch weitere Untersuchungen. Die primär bestehenden, oder sich trotz Therapie (Fälle 2, 3, 4, 7, 9) entwickelnden metabolischen Acidosen lassen sich vorsichtigst im Sinne eines Volumenbedarfs interpretieren, sie ließen sich in manchen Fällen ebensowenig abklären, wie die sich oft schnell entwickelnden Anämien. Bluttransfusionen zeigten jedenfalls einen positiven klinischen Effekt. In schweren Fällen erfolgte eine Pufferung mit Tris, schon in Hinblick darauf, eine optimale Nierenfunktion zu gewährleisten. Die beiden Fälle von primär bestehender schwerer Hyperthermie (Fall 12 und 14) konnten als Ventrikelblutung verifiziert werden. Sie wiesen auch extrem tiefe O_2-Drucke auf und es konnte in Fall 12 auch durch Respiratortherapie keine Verbesserung der Sauerstoffspannung erzielt werden, wobei natürlich die vorliegende Aspiration mit ins Kalkül gezogen werden muß. Vielleicht läßt sich die Kombination von primär schwerer Hyperthermie mit extrem niedriger O_2-Spannung diagnostisch im Sinne eines Verdachtes auf Ventrikelblutung verwerten.

Wir hoffen gezeigt zu haben, daß die möglichst frühzeitige blutgasanalytische Untersuchung beim akuten Schädelhirntrauma von entscheidender Bedeutung ist. Wenn ihr auch kaum diagnostischer oder prognostischer Aussagewert zukommt, so schafft sie doch die Voraussetzungen für eine unverzügliche gezielte Therapie von Störungen der Atmung und des Säure-Basen-Haushaltes, deren Behebung für die Prognose des Schädelhirnverletzten, wie wir glauben, von ausschlaggebender Bedeutung ist.

Zusammenfassung

Es wird über blutgasanalytische Untersuchungen an 16 frischverunfallten Schädelhirnverletzten berichtet. Es werden dabei ernste Entgleisungen der Atmung und des Säure-Basen-Haushaltes gefunden, vor allem zeigt sich in fast allen Fällen eine Erniedrigung der arteriellen Sauerstoffspannung. Die Notwendigkeit einer unverzüglichen Therapie dieser Störungen wird betont und auf die Zusammenhänge mit der Steigerung des Hirndruckes hingewiesen. In schweren Fällen von Hypoxämie wird der Einsatz des Respirators empfohlen. Die Möglichkeit durch Hyperventilation den Hirndruck zu senken, wird zur Diskussion gestellt. Abschließend wird die mögliche Verwertbarkeit der Kombination von primär bestehender schwerer Hyperthermie mit schwerer Hypoxämie zur Diagnose einer Ventrikelblutung angedeutet.

Literatur

Frowein, R. A.: Bedeutung und Prognose der Atemstörungen bei Hirnverletzten. Klin. Med. **17**, 336–347 (1962).
— Zentrale Atemstörungen bei Schädelhirnverletzungen und bei Hirntumoren. Monographien aus dem Gesamtgebiete der Neurologie und Psychiatrie, Heft 101 (1963).
— Atemstörungen und Lungenkomplikationen nach Hirnschädigungen. Zbl. Chir. **83**, 2109 (1958).
— u. D. Lehmann: Die Bedeutung der initialen Sauerstoffversorgung bei schweren Hirntraumen. Zbl. f. Chir. **84**, 994–995 (1959).
—, H. Euler u. A. Karimini-Nejad: Grenzen der Wiederbelebung bei schweren Schädelhirntraumen. Langenbeck's Arch. klin. Chir. **308**, 276 (1964).
—, A. Karimini u. K. H. Euler: Hypoxydose nach schweren Hirntraumen. Zbl. f. Neurochir. **23**, 1–3 (1962).
—, — — Konsequenzen der Hypoxie nach schweren Schädelverletzungen. Hefte für Unfallheilkunde **87**, 172–174 (1966).
Gänshirt, H.: Die Sauerstoffversorgung des Gehirns und ihre Störung bei der Liquordrucksteigerung und beim Hirnoedem. Monographien aus dem Gesamtgebiet der Neurologie u. Psychiatrie, H. 81 (1957).
Huang, C. T., A. W. Cook, and H. A. Lyons: Severe craniocerebral trauma and respiratory abnormalities. Arch. Neurol. **9**, 545 (1963).
Klingler, M.: Das Schädelhirntrauma. Stuttgart: Georg Thieme 1961.
Kucher, R.: Posttraumatische Indikationen zur künstlichen Beatmung. In: Just, O. u. G. Stoeckel: Die Ateminsuffizienz und ihre klinische Bedeutung. Stuttgart: Georg Thieme 1967.
— u. K. Steinbereithner: Zur Frage der intra- und postop. Hirnanoxie. Brun's Beitr. klin. Chir. **158**, 207–225 (1952).
— — Prolongierte Wiederbelebung schwerster Schädelhirnverletzter – sinnvoll oder nicht? Langenbecks Arch. klin. Chir. **308**, 281–284 (1964).
Lönnecken, S. J.: Behandlung des Respirationsapparates im acuten Stadium der schweren Schädelhirnverletzungen. Beitr. neurochir. **1**, 15–23 (1959).
Lundberg, N.: Continous recording and Control of ventricular fluid pressure in neurosurgical practice. Acta psych. scand., Suppl. 149, 36 (1960).
Opitz, E. u. M. Schneider: Über die Sauerstoffversorgung des Gehirns und den Mechanismus von Mangelwirkungen. Ergeb. Physiol. **46**, 126–260 (1950).
Schmidt, K.: Klin. Experimentelle Grundlagen der Osmotherapie. Anaesthesie u. Wiederbelebung **13**, 132–148 (1966).
— u. H. Schmalz: Zur Blutvolumenänderung nach Osmotherapie. Anaesthesist **16**, 201–204 (1967).
Steinbereithner, K.: Die Bedeutung der Anaesthesie bei Schädelhirntraumen. Wien. klin. Wschr. **75**, 457–460 (1963).
— Zur blutgasanalytischen Überwachung schwer Schädelverletzter. Anaesthesie u. Wiederbelebung **17**, 65–67 (1966).
Unterharnscheidt, F.: Die gedeckten Schäden des Gehirns. Monographien aus dem Gesamtgebiet der Neurologie und Psychiatrie. Heft 103 (1963).

Veränderungen des Säure-Basen-Haushaltes bei gefäßchirurgischen Eingriffen

Von **O. H. Just**

Aus der Abteilung für Anaesthesiologie (Vorstand: Prof. Dr. O. H. Just)
Chirurgische Univ.-Klinik Heidelberg

Größere gefäßchirurgische Operationen sind meist langdauernd, sehr
eingreifend und mit erheblichem intraoperativen Blutverlust verbunden. Sie
müssen häufig an Patienten vorgenommen werden, die neben ihrem Gefäß-
leiden noch zusätzliche Nebenerkrankungen aufweisen. Neben der routinemäßigen Überwachung der Vitalfunktionen von Atmung und Kreislauf
während und nach dem Eingriff muß besonders der Säure-Basen-Haushalt
Beachtung finden, da Verschiebungen zur sauren Seite sich fast immer einstellen. Jede Veränderung der Stoffwechsellage aber in Richtung Acidose
verursacht eine Depression der Kontraktionskraft des Herzmuskels und
eine verminderte Ansprechbarkeit des Gefäßsystems auf Katecholamine.
Außerdem werden noch Gehirn und Nierenfunktion negativ beeinflußt.

Die Ursachen dieser acidotischen Störungen sind:

1. Eine ungenügende Gewebsperfusion infolge längerdauernder Hypotension
oder vollständiger Okklusion größerer Gefäßabschnitte.

2. Eine insuffiziente Ausscheidung fixer Säureäquivalente infolge temporärer
Okklusion der Nierengefäße.

3. Eine bereits präoperativ bestehende metabolische Acidose-Neigung infolge
bestimmter Stoffwechselstörungen, wie z. B. beim Vorliegen eines Diabetes
mellitus.

4. Eine Verminderung der Blutpufferkapazität infolge der Blutverdünnung
durch kristalloide Infusionen oder kolloidale Blutersatzmittel, deren pH unter der
des Blutes liegt.

Während einer dieser Faktoren keine wesentliche Beeinflussung des
Säure-Basen-Haushaltes verursacht, kann das Zusammentreffen mehrerer
Faktoren eine erhebliche Belastung der Gesamtpufferkapazität bedeuten.
Untersucht man das Verhalten des Säure-Basen-Haushaltes in der intra- und
postoperativen Phase bei einer größeren Serie von Patienten mit umfang-
reichen gefäßchirurgischen Operationen, so läßt sich, wie bei diesem 60-

jährigen Patienten mit Aortenbifurkationsbypass, fast routinemäßig folgendes feststellen:

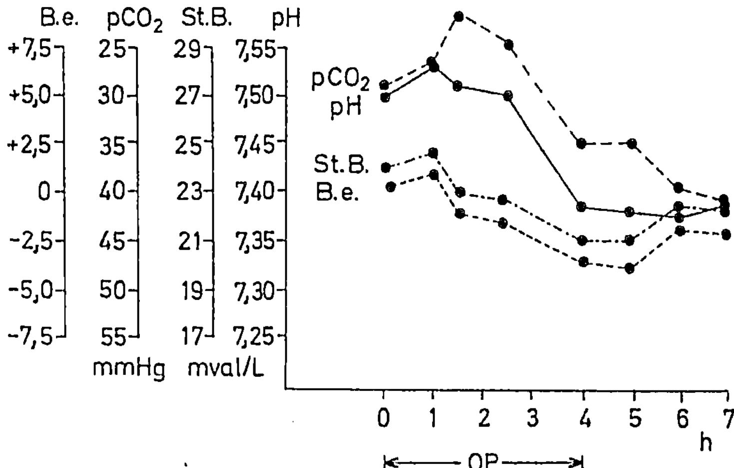

Abb. 1. Verhalten von pH, pCO_2, Standardbicarbonat und Base excess bei einem 60jährigen Patienten intra- und postoperativ

Während der Anaesthesie und Operation entsteht eine mäßiggradige metabolische Acidose, der CO_2-Partialdruck ist infolge der maschinellen Beatmung erniedrigt, das aktuelle pH ist trotz der geringen metabolischen Acidose im alkalischen Bereich.

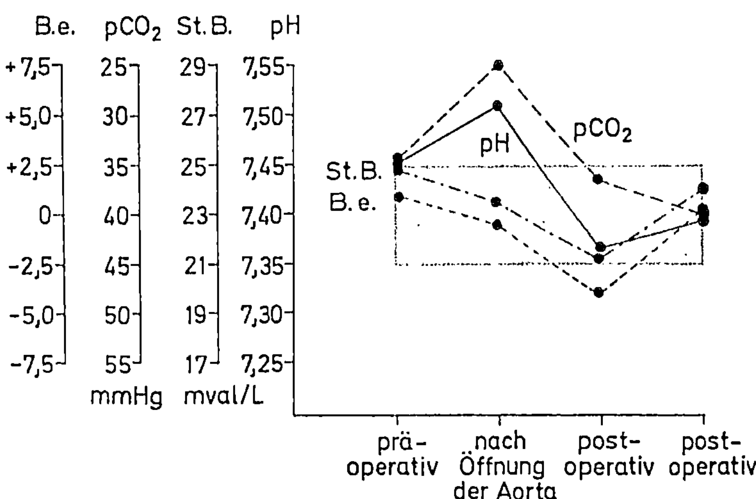

Abb. 2. Verhalten von pH, pCO_2, Standardbicarbonat und Base excess bei 15 Patienten in Halothan-Narkose (Mittelwerte)

Nach dem Eingriff normalisiert sich der CO_2-Partialdruck durch die wiedereinsetzende Spontanatmung, die metabolische Acidose erreicht unmittelbar postoperativ ihr Maximum. Beide Faktoren zusammen, also maximale metabolische Acidose und Anstieg des pCO_2, verursachen einen starken Abfall des Blut-pH's. Bleiben die Ventilationsverhältnisse normal und die Kreislaufverhältnisse und damit die Gewebsdurchblutung stabil, so normalisieren sich diese Parameter allerdings in den ersten zwei bis drei postoperativen Stunden.

Dieses charakteristische Verhalten zeigen die Mittelwerte einer Untersuchungsreihe von 15 Patienten, die in Halothan-Narkose einem größeren gefäßchirurgischen Eingriff unterzogen wurden. Wir finden Abfall des pCO_2-Partialdruckes durch mäßige Hyperventilation, Anstieg des Blut-pH's und leichter kontinuierlicher Abfall von Standardbicarbonat und Base excess. Nach Freigabe des okkludierten Gefäßbezirkes, rapider Abfall sämtlicher Parameter, wobei am Ende der Operation das Maximum erreicht wird, und Standardbicarbonat, Base excess und Blut-pH eine eindeutige acidotische Stoffwechsellage zeigen. Zwei Stunden postoperativ wieder Normalisierung der Parameter.

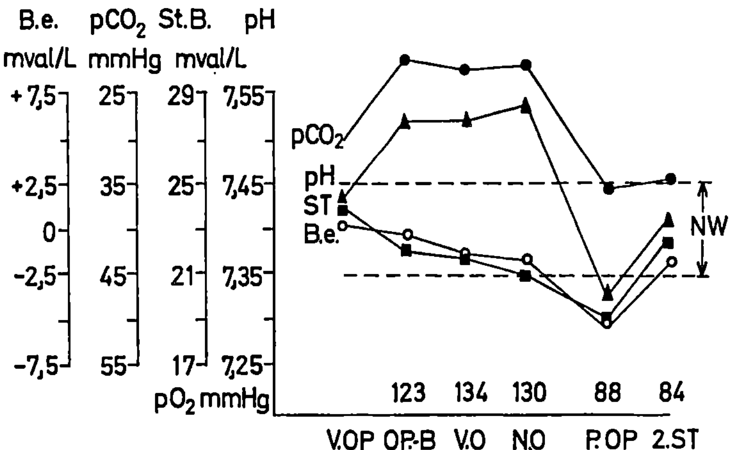

Abb. 3. Verhalten von pH, pCO_2, Standardbicarbonat, Base excess und pO_2 intra- und postoperativ bei 8 Patienten in NLA. Zusätzlich sind die O_2-Partialdrucke angegeben (VO vor und NO nach Gefäßokklusion)

Daß der intra- und postoperative Verlauf des Säure-Basen-Haushaltes bei gefäßchirurgischen Eingriffen in Neuroleptanalgesie in gleicher Weise sich verhält, zeigen die Mittelwerte von 8 Patienten, bei denen ein Aortenbifurkationsersatz durchgeführt wurde. Die Untersuchungen zeigen, daß sich die Freigabe der Blutstrombahn in die bisher okkludierten Gefäßbezirke und die hierbei eintretende Resorbtion saurer Stoffwechselmetaboliten erst in der unmittelbar postoperativen Phase auswirkt. Die Neigung zur metabolischen Acidose bei diesen Eingriffen ist also von dem zur Anwendung kommenden Anaesthesieverfahren unabhängig, trotzdem werden bei den verschiedenen Methoden gewisse graduelle Unterschiede gefunden.

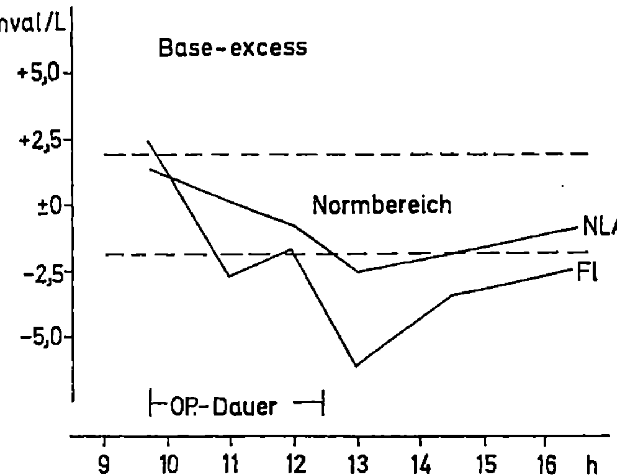

Abb. 4. Veränderungen im Base excess bei operativer Korrektur einer Aortenisthmusstenose von je 10 Patienten in NLA und Halothan-Narkose

Um den Einfluß der verschiedenen Anaesthesieverfahren auf den Säure-Basen-Haushalt zu erfassen, wurden Vergleichsuntersuchungen bei zwei Gruppen von jeweils 10 Patienten mit Aortenisthmusstenosen während und nach der Operation durchgeführt. Danach war im Fluothan-Kollektiv die metabolische Acidose unmittelbar postoperativ stärker ausgeprägt als beim Kollektiv mit Neuroleptanalgesie. Da die stärksten Veränderungen unmittelbar postoperativ auftraten, sollen die Mittelwerte und Standardabweichungen beider Kollektive, und zwar Rectaltemperatur, pH, Standardbicarbonat, pCO_2 und Basendefizit nochmals einander gegenübergestellt werden. Es ist eindeutig, daß unter Halothan-Narkose die metabolische Acidose in ausgeprägterer Form vorliegt.

Tabelle 1. *Verhalten von pH, pCO_2, Standardbicarbonat und Base excess bei einem Aortenbifurkationsersatz in NLA unter intraoperativer Anwendung von Puffersubstanzen (PS)*

Je 10 Patienten	NLA	Halothan
Tr° C	37,4 ± 0,7	36,0 ± 0,6
pH	7,361 ± 0,035	7,338 ± 0,035
pCO_2	42,6 ± 5,6	37,9 ± 3,9
St.B.	22,5 ± 1,15	20,4 ± 1,48
BE	− 2,0	− 4,6

Um Krisensituationen zu diesem Zeitpunkt zu vermeiden, die das pH sowohl von der respiratorischen als auch von der metabolischen Seite her zusätzlich acidotisch beeinflussen, gelten folgende therapeutische Gesichtspunkte:

1. Der frischoperierte Patient ist beim Vorliegen einer metabolischen Acidose einer aktiven Hyperventilation zur Aufrechterhaltung normaler Aciditätsverhältnisse des Blutes nicht fähig. Jede Störung der Atemtätigkeit muß daher unverzüglich mit Hilfe der Respiratortherapie vermieden werden.

2. Obwohl mit einer Normalisierung der metabolischen Stoffwechsellage im postoperativen Verlauf zu rechnen ist, müssen Puffersubstanzen angewendet werden, wenn die Acidose ein stärkeres Ausmaß erreicht hat oder zusätzliche Stoffwechselbelastungen bestehen, wie ungenügende capilläre Gewebsdurchblutung infolge Hypotension oder peripherer Vasoconstriction.

3. Infolge langdauernder Okklusion großer Gefäße und vermehrter Wärmeverluste durch die Ganglioplegie während der Narkose kommt es regelmäßig zum Absinken der Körpertemperatur. Beim wachen Patienten müssen Gegenregulationsmechanismen, wie Kältezittern, vermieden werden, da sie zu erhöhtem Sauerstoffbedarf führen und gegebenenfalls auch eine zusätzliche Belastung des Säure-Basen-Haushaltes darstellen können.

Bei riskanten Patienten setzt man deshalb Puffersubstanzen bereits in der operativen Phase ein, dadurch kann eine metabolische Acidose stärkeren Ausmaßes in der postoperativen Phase vermieden werden. Als Dosierungsrichtlinie hat sich bei mehrfachen Kontrolluntersuchungen ein mittleres Basen-Defizit von 5 mäq/l in der unmittelbar postoperativen Phase herausgestellt. Dieses angenommene Defizit kann am Ende der Operation unbedenklich mit Puffersubstanzen korrigiert werden, Störungen der Atemfunktion sind hierbei in der postoperativen Phase nicht zu erwarten.

Zusammenfassung

Im Verlauf gefäßchirurgischer Eingriffe kann sich eine metabolische Acidose entwickeln, deren Maximum unmittelbar postoperativ liegt. Ihr Auftreten ist vom angewandten Anaesthesieverfahren unabhängig, als hypoxische Acidose aufzufassen und entsteht infolge des Ausschlusses verschieden großer Organbezirke vom Blutdurchfluß. Bei erfolgreicher Rekonstruktion der Strombahn und ausreichenden Herz- und Kreislaufverhältnissen ist mit einer Normalisierung in den ersten zwei postoperativen Stunden zu rechnen. Besteht eine zusätzliche Funktionsminderung seitens der Atemfunktion, wie Asthma, Emphysem usw., oder der Nierenfunktion, wie Nephrosklerose, Einengung der Nierenarterie, Zustand nach längerdauernder Nierenarterienokklusion, oder Einschränkung der Gehirnfunktion, wie Vorliegen einer Cerebralsklerose, müssen Puffersubstanzen zur Anwendung kommen. Obwohl diese Therapie an Hand von exakten Bestimmungen in äquimolaren Mengen durchgeführt werden sollte, können bereits intraoperativ gegebene Puffersubstanzen in der unmittelbar postoperativen Phase eine bedrohliche Verschiebung des Blut-pH's zur acidotischen Seite kompensieren.

Literatur

BOYAN, C. P., and W. S. HOWLAND: Anaesthesiol. 22, 559 (1961).
BROOKS, O. K., and S. A. FELDMANN: Anaesthesia 17, 161 (1962).
BUNKER, J. B.: Anaesthesiol. 23, 107 (1962).
CLOVES, G. H. A., G. A. SABGA, A. KONITAXIS, R. TOMIN, M. HUGHES, and F. A. SIMEONE: Ann. Surg. 154, 524 (1961).
JUST, O. H., H. LUTZ u. C. MÜLLER: In: Anaesthesie i. d. Herz- u. Gefäßchirurgie. Berlin-Heidelberg-New York: Springer 1967.
LITWIN, M. S., L. L. SMITH, and F. D. MOORE: Surg. 45, 805 (1959).
LUTZ, H. u. C. MÜLLER: In: Neuroleptanalgesie, Klinik und Fortschritte, S. 107. Stuttgart: Schattauer 1967.
ROSSI, G.: Osped. Ital. Chir. 8, 65 (1963).
VETTO, M. R., and E. J. DUNPHY: Surg. Gyn. Obst. 5, 119 (1964).

Blutgasanalysen bei Larynxexstirpationen

Von **P. Scheck**

Aus der Anaesthesie-Abteilung des Krankenhauses Bulovka, Prag*
(Chefarzt: Dr. P. Scheck)

Im Rahmen der Bewertung verschiedener Anaesthesie-Methoden in der HNO-Klinik verfolgten wir eingehender Störungen des Säure-Basen-Gleichgewichtes bei Kranken mit Obstruktion der oberen Luftwege.

Insbesondere interessierte uns, inwiefern schwerwiegend die respiratorische Acidose bei Kranken mit Larynxtumor und daraus resultierender Atemnot im Durchschnitt ist. Wir führten deshalb Messungen bei Patienten durch, bei denen klinisch eine Asphyxie vorlag und der radikale Eingriff – nämlich die Larynxexstirpation – vom Standpunkt des Operateurs indiziert war und wo der Anaesthesist seine Zustimmung geben konnte.

Die Messungen wurden mit der Astrup-Methode an 17 Patienten durchgeführt (zum Teil am Institut für Anaesthesiologie der Universität in Groningen, Holland). Alle Patienten waren Männer von 60–70 Jahren in ziemlich gutem Allgemeinzustand, ohne Fieber.

Zur Einleitung der Narkose wurde 150–200 mg Thiopental benützt, nach einer Succinylcholingabe wurde intubiert und mit Lachgas-Sauerstoff beatmet, und zwar mit dem Bird oder einem Gerät der Firma MEDI. Kleine Halothangaben von 0,5% wurden dem Gasgemisch beigefügt.

Vor dem Eingriff und vor der Prämedikation (Tab. 1 – Zeitpunkt A) zeigten die Blutgaswerte bei allen Patienten eine Acidose an. Im Durchschnitt fanden wir einen pH von 7,28 und ein pCO_2 von 58 mmHg. Die Standard-Bicarbonat-Werte waren praktisch normal.

Tabelle 1. *Durchschnittswerte von Blutgasen bei Larynxexstirpationen*

	A vor d. Op.	B während	C	D nach	E 3. Tag
pH	7,28	7,32	7,34	7,36	7,46
pCO_2	58	51	50	50	46
St.Bi.	24,2	23,6	23,5	22,8	23,3

* Derzeitige Adresse: Anaesthesie-Abteilung Academisch Ziekenhuis Dijkzigt, Rotterdam

Während der Operation wurde mit einem Atem-Minuten-Volumen von 6–8 Litern künstlich beatmet. 60 min nach Narkosebeginn (Zeitpunkt B) und 90 min nach Narkosebeginn (Zeitpunkt C) kamen die Blutgaswerte den Normalwerten näher mit einem durchschnittlichen pH von 7,32 und einem pCO_2 von 51 mmHg.

Nach der Operation (Zeitpunkt D) fand die Blutentnahme bei ausreichender Spontanatmung statt. Der pH hatte die untere Grenze des Normalwertes erreicht, das pCO_2 war noch etwas erhöht.

Am 3. Tag nach der Operation (Zeitpunkt E) waren die Blutgaswerte im Durchschnitt bei der Norm angelangt. Wir haben hier auch pH-Werte im alkalotischen Bereich verzeichnen können.

Bei keinem Patienten war die Hyperkapnie vor der Radikaloperation so ausgeprägt, daß es bei Wiederherstellung der freien Luftwege zu einer gefährlichen Verlangsamung der Atemfrequenz und/oder zu einer beträchtlichen Herabsetzung des AMV gekommen wäre. Wohl sahen wir Bradypnoeen von 10 Atemzügen/min, jedoch mit einem AMV von 6–7 Litern.

Bei schweren respiratorischen Acidosen ist es allerdings ratsam, vorerst eine Tracheostomie durchzuführen, in Oberflächenanaesthesie zu intubieren und die Reaktion auf die erleichterte Atmung abzuwarten. Bei pH-Werten unter 7,25 und pCO_2-Werten über 60 mmHg halten wir es für gefährlich, eine Radikaloperation durchzuführen.

Falls ohne Operation nach Wiederherstellung der freien Luftwege durch endotracheale Intubation der Blutdruck abfällt oder die Atmung insuffizient wird, ist es angebracht, keine Allgemeinnarkose zu beginnen, sondern nur den kleinstmöglichen operativen Eingriff durchzuführen.

Auch bei akuter Asphyxie bei Schwellungen im Bereich des Tumors oder bei Blutungen ist fast immer nur eine Tracheostomie angezeigt. Falls möglich, soll auch dieser Eingriff am intubierten Patienten durchgeführt werden.

Um eine schnelle Ausatmung von CO_2 zu verhüten, kann man zu der Trachealkanüle ein Röhrchen beifügen und so den Totraum vergrößern. Das Verlängerungsröhrchen kann dann allmählich verkürzt werden, wodurch sich der Patient an den Verlust von CO_2 gewöhnt.

Bei Unruhe nach der Operation muß man immer in erster Linie an Lufthunger denken, bevor man Sedativa gibt.

Zusammenfassung

Es wird über Blutgaswerte bei Kranken mit Larynxtumor berichtet, wo eine Radikaloperation in einer Sitzung durchführbar war. Weiter wurde auf manche Gefahren besonders nach der Operation hingewiesen.

Summary

Blood gases were measured in patients with tumor of the larynx where it was possible to carry out a radical operation in one session. Further some difficulties especially in the postoperative period are mentioned.

Vermeidung und Behandlung von Säure-Basen-Störungen und Asphyxie des Neugeborenen

Von **D. Langrehr**

Aus der Allg. Anaesthesieabteilung am Zentralkrankenhaus Bremen-Nord,
Städt. Krankenanstalten, Bremen (Direktor: O.Med.Rat Dr. D. Langrehr)

Während der Eröffnungs- und Austreibungswehen vermindert der auf den kindlichen Kopf einwirkende erhebliche Druck die fetale Hirndurchblutung. Zudem nimmt in jeder Wehe die Placentardurchblutung ab und die Kreißende fördert bei mangelnder Anleitung durch Preß- oder Hechelatmung oder durch hyperventilatorische Alkalose den kindlichen Sauerstoffmangel [3, 4, 9, 10, 12, 13, 14]. Das Blut, welches das fetale Hirn erreicht, ist ohnedies Mischblut aus den Vv. umbilicales und Vv. cavae, welches durch die beiden Kurzschlüsse Foramen ovale und Ductus arteriosus in die Carotiden gelangt, so daß am Ende der Schwangerschaft nur eine arterielle Sauerstoffsättigung von 50–60% im fetalen Blut vorliegt. Die physiologische Vermehrung der Erythrocytenzahl und eine vermehrte O_2-Ausschöpfung des arteriellen Blutes resultieren in einer gegenüber dem mütterlichen Blut gleichen arterio-venösen O_2-Differenz von 4,5 Vol.-% und so kann der normalgewichtige Fet am Ende der Gravidität hinsichtlich seiner O_2-Versorgung als gerade kompensiert angesehen werden [15, 19, 20]. Der Geburtsvorgang wird so trotz geringer Reserven in 90% der Fälle als Spontangeburt vom nicht vor geschädigten Neugeborenen überstanden, wenn es am Ende der Austreibungsbelastung ungestört beginnen kann, spontan zu atmen. Der erste Schrei ist jedoch keinesfalls als fröhlich zu betrachten, sondern stellt die erste tiefe Inspiration in einer Notsituation dar. Ca. 10% der Entbindungen bedürfen geburtshilflicher Eingriffe, deren Durchführung aus mütterlicher oder kindlicher Indikation eine drohende vitale Dekompensation vermeiden oder oft eine schon bestehende Dekompensation möglichst rasch beenden soll. In allen diesen Fällen ist die physiologische Notsituation bereits verschärft und in den ersten Minuten nach erfolgter Geburt bedürfen ca. 25% dieser Kinder der Reanimation.

Nachdem hier immer Komplikationen von seiten der Mutter: Alter, lange Geburtsdauer, Vorkrankheiten, Toxikose, Placenta prävia, Übertragung, Placentarinsuffizienz oder des Kindes: Fehllagen, Fehleinstellungen, Unreife, Isoimmunisation usw. vorliegen, hat eine Ateminsuffizienz der

ersten postnatalen Minuten besonders rasch deletäre Folgen; der arterielle
O_2-Druck des Neugeborenen sinkt bei Apnoe innerhalb von 2–3 min auf
annähernd 0.

Die zunehmende Zahl von Intensivkreißsälen ermöglicht durch
kontinuierliche Registrierung vom Wehentätigkeit, kindlichen Herztönen
oder EKG, evtl. kindlicher Blutgase vom vorangehenden Teil, die Früherkennung der drohenden Asphyxie und hilft, die Zuspitzung der Situation
weitgehend zu vermeiden [1].

Die Verwendung eines einheitlichen Beurteilungsschemas nach V. AP-
GAR [2] für das Neugeborene 60 sec nach kompletter Geburt, unabhängig
vom jeweils bevorzugten Abnabelungstermin (Placentartransfusion) setzt
uns in die Lage, die Indikation für weitere Maßnahmen zu stellen. Wir
beurteilen 5 Werte: Herzfrequenz, Atmung, Reflexe, Muskeltonus und
Hautfarbe mit wahlweise 3 Bewertungspunkten: 0, 1 oder 2. Apgar 10, das
lebensfrische, sofort atmende Kind, und Apgar 9, eine Apnoe, die durch
Rachenabsaugung und Hautreiz innerhalb von 10 sec behoben ist, bedürfen
keiner weiteren Behandlung.

Obwohl bibelkundig [5], ist die einfache Beatmungstechnik doch erst in
den letzten Jahren zur Routinemethode für Apgar 0–4 (schwere) und 5–8
(leichtere Asphyxie) geworden.

Die Maßnahmen beginnen mit der endotrachealen Absaugung durch
möglichst dicke Katheter mit zentraler Öffnung, die gerade noch in die
Hauptbroncheneingänge passen. Zur nachfolgenden Intubation bevorzugen wir Loennecken-Tuben, über die mit einem Handy-Equipment
eine intermittierende positive Druckbeatmung mit reinem O_2 durchgeführt
wird. Sobald das Kind, rosig geworden, bei liegendem Tubus zu strampeln
beginnt und das Gesicht verzieht, wird extubiert. Transistor-Mikrofon-
Kontrolle bestätigt die beiderseitige vollständige Belüftung der Lungen
beim Einsetzen der Spontanatmung. Bis zum Verschwinden des Ductus-
geräusches (meist nach wenigen Minuten) wird das Kind noch überwacht,
evtl. O_2-angereicherte Luft angeboten [7]. Der unter dem Einfluß der steigen-
den O_2-Sättigung erfolgende funktionell-muskuläre Verschluß des Ductus
arteriosus kennzeichnet nach unserer Erfahrung das Ende der erfolgreichen
Reanimation. Das Kind entspricht jetzt einem Apgar 10 und kann von der
Hebamme endgültig versorgt werden.

Wir möchten betonen, daß jedes Kind, welches endotracheal abgesaugt
wurde, auch intubiert und beatmet werden sollte, weil der Absaugungs-
vorgang durch Bronchoconstriction-Apnoe-Reflex die Apgar-Zahl regelmäßig weiter vermindert [11]. Insgesamt sind wir mit der endotrachealen
Intubation und Beatmung großzügig und warten nie ein evtl. rasches
Ingangkommen der Atmung ab, wenn sie 60 sec nach der kompletten
Geburt nicht suffizient ist. Die Absaugung fördert in einem meist uner-
wartet hohem Prozentsatz aspiriertes Material zutage. Überdies halten wir

Reanimationsschäden in den Händen geübter Anaesthesisten und Geburtshelfer für anteilmäßig unbedeutend. Hinsichtlich der viel diskutierten Höhe des benötigten Beatmungsdruckes glauben wir, daß er von dem Grad der fetalen Lungenatelektase bestimmt wird. Unseren einzigen Pneumothorax nach Reanimation müssen wir der ungenügenden Schulung eines Anfängers zur Last legen, obwohl auch Fälle von Spontanpneumothorax bei Neugeborenen beschrieben sind [5, 16].

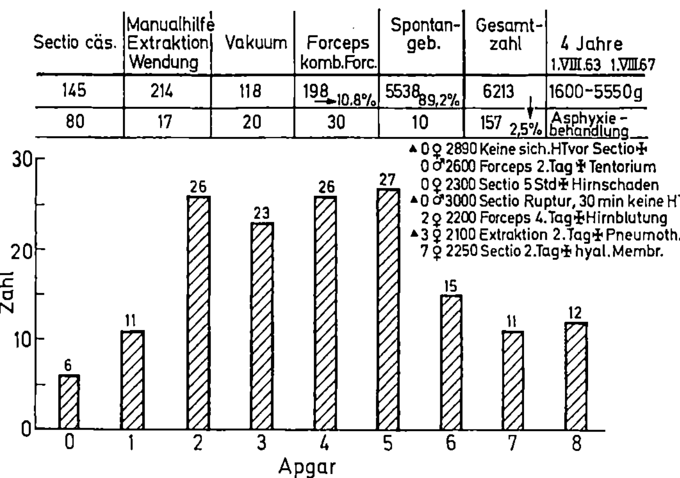

Abb. 1. 4-Jahres-Statistik der Reanimation des asphyktischen Neugeborenen

Die Abb. 1 zeigt unsere Statistik aus 4 Jahren: Unter 6213 Geburten (Gewichte von 1600–5550 g) wurden 157 (2,5%) Kinder wegen Apgar 0–8 abgesaugt, intubiert und beatmet. Davon wurden 147 durch geburtshilfliche Maßnahmen geboren. 150 Kinder verließen die Klinik. Von 7 nicht endgültig wiederzubelebenden Kindern zählen zwei mit Apgar 0 eigentlich nicht zu den Lebendgeborenen, da schon längere Zeit vor der Entbindung keine sicheren Herztöne mehr auszumachen waren. Drei hatten geburtsbedingte Hirnblutungen, die ein Überleben verhinderten; 1 Kind entwickelte innerhalb von 2 Tagen hyaline Membranen. Von den 157 reanimierten Kindern zeigten 70 schon intrauterin deutliche Zeichen der Asphyxie.

Nachdem heute der begründete Verdacht besteht, daß eine nur wenige Minuten dauernde Asphyxie für die spätere geistige Entwicklung folgenschwer sein kann, sind wir unterdes damit beschäftigt, unsere reanimierten Kinder nachzuuntersuchen [18, 20]. Da die Mehrzahl der reanimationsbedürftigen Neugeborenen durch geburtshilfliche Maßnahmen in Allgemeinnarkose der Mutter zur Welt kommt, eine kurze Bemerkung zu unserem Narkoseverfahren. Die ursprüngliche Standardmethode: 200–300 mg Inactin-

Einleitung nach Atropin-Prämedikation: $N_2O:O_2:0,5$ Vol.-% Fluothane: SCh:Beatmungsnarkose haben wir seit ca. 2 Jahren geändert und benutzen jetzt zur Einleitung 300–500 mg Epontol. Wird die Fluothane-Konzentration erst nach der Geburt des Kindes über 0,5 Vol.-% erhöht, kommt mit dieser Technik ein Kind, welches vorher keine Zeichen intrauteriner Asphyxie geboten hatte, nahezu immer lebensfrisch zur Welt [8].

	Zahl	Sectio	Forceps Vakuum	Manual Extraktion	intrauterine Asphysie
☐ 2-300 mg Inactin	53	48	4	1	17×
$N_2O:O_2:0,5$ Vol% Fluo					
■ 3-500 mg Epontol	53	27	17	9	18×

Abb. 2. Vergleich des Apgarstatus in zwei Kollektiven mit unterschiedlicher Einleitung der mütterlichen Narkose

Wir sind uns bewußt, daß die beiden Kollektive der Abb. 2 prinzipiell nur schwer vergleichbar sind. Sie zeigen den Apgarstatus von jeweils 53 Kindern mit etwa gleichgroßer Häufigkeit von intrauteriner Asphyxie einmal mit Inactin-Einleitung (weiße Säulen) und einmal mit Epontol-Einleitung (schwarze Säulen) der mütterlichen Narkose. Wir betrachten das deutlich bessere Ergebnis nach Epontol daher nur als einen Hinweis, der unseren subjektiven Eindruck bestätigt, daß wir zu Recht die rasch placentagängigen Barbiturate verlassen haben, nachdem eine entsprechende nicht atemdepressiv wirkende Droge zur Verfügung steht. Epontol für Durchtrittsnarkose, evtl. mit der gleichen Gaskombination verlängert für Nachtastung oder Dammnaht, wird bei uns auch für alle Spontangeburten verwendet.

Hinsichtlich der auch in anderen Kulturländern durchaus noch nicht gelösten Frage des ständigen Kreißsaalanaesthesiedienstes [17] möchten wir noch auf eine neue Droge, Ketamine, hinweisen, die im Rahmen der Narkoseführung bei der Mutter im entscheidenden Moment die Hände für die kindliche Reanimation freimacht, da die Mutter in der dissoziativen

Anaesthesie mit Ketamin ohne Hilfe suffizient spontan atmet. Über diesbezügliche Erfahrungen wird an anderer Stelle berichtet.

Nach der erfolgreichen Wiederbelebung verhalten sich die Neugeborenen hinsichtlich ihres Säure-Basen-Haushaltes wie lebensfrisch spontangeborene Kinder [6]. Sie sind unter den 70 Neugeborenen der Abb. 3 daher auch praktisch nicht vertreten.

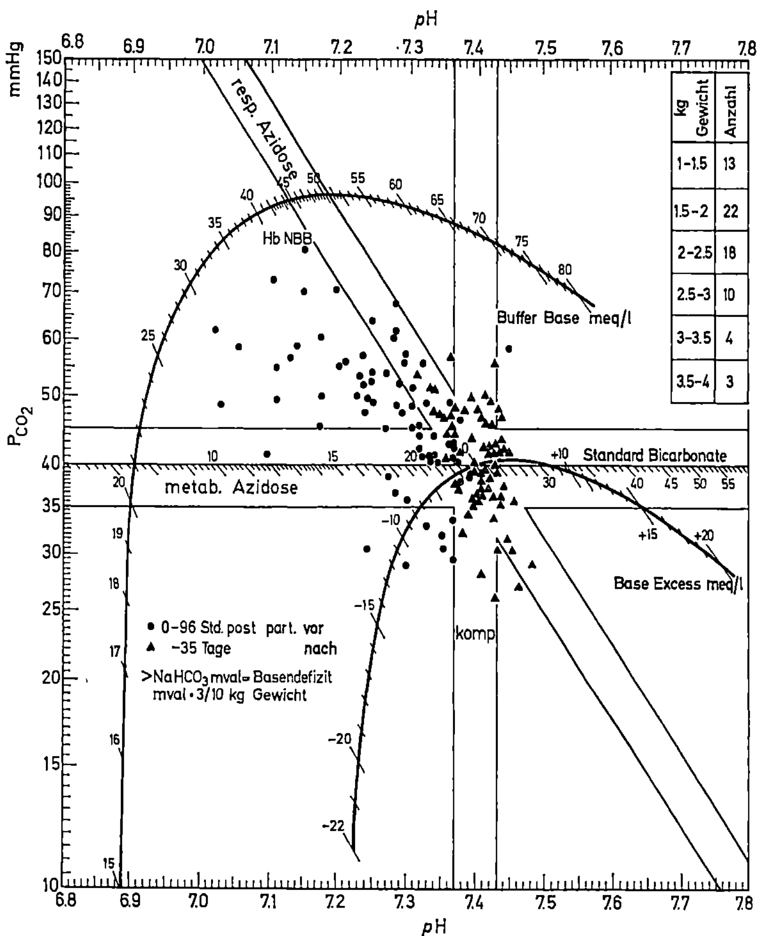

Abb. 3. Säurebasenstatus von 70 Neugeborenen vor (● Punkte) und nach (▲ Dreiecke) Bicarbonat-Infusionsbehandlung. Siggaard-Anderson-Nomogramm. Mikro-Astrup-Methodik

Die Abb. 3 zeigt im Siggaard-Andersen-Nomogramm den Säure-Basenstatus der 70 letzten in Zusammenarbeit mit unserer Kinderklinik behandelten Kinder 0–96 Std nach der Geburt (vor Behandlung, Punkte) und bis zu 35 Tagen nach der Geburt (nach Behandlung, Dreiecke). Hier handelt es sich, wie aus der Gewichteverteilung (rechts oben) hervorgeht, in erster Linie um Früh- und Mangelgeburten, zu einem kleineren Teil um außerhalb geborene asphyktische Kinder, die nicht oder nur unvollkommen reanimiert wurden. Die mit dem ersten Atemzug erfolgte tiefe Aspiration von Schleim und Fruchtwasser ist auch durch später von uns in Einzelfällen noch geübte Absaugung und Lungenblähung nur selten wieder gut zu machen. Während der folgenden postnatalen Aspirationspneumonie können diese Kinder im Inkubator nur hinsichtlich der Säure-Basenstörung behandelt werden. Bei der Dauertropfinfusionsbehandlung wird Natriumbicarbonat – nur in schweren Fällen (mehr als —15 mval Basendefizit) THAM –, zusammen mit 1/3 oder 1/2 Ringer-Glucoselösung i.v. zugeführt. Die Bicarbonatdosierung erfolgt nach der Grundlage $NaHCO_3$ mval = Basendefizit mval $\times$ 3/10 kg Gewicht. Sie sehen aus der Abbildung wie der Säure-Basenstatus unter dieser Kombination Bicarbonat, Elektrolyte und Glucose aus dem Bereich der initialen respiratorisch-metabolischen Acidose in den Normbereich zurückkehrt.

Die angestrebte Senkung der perinatalen Mortalität konnte in den letzten Jahren durch drei Angriffspunkte realisiert werden:

1. durch die Einrichtung von Intensivkreißsälen,

2. durch die verbesserte Behandlung und Aufzucht unreifer oder geschädigter Kinder in den pädiatrischen Spezialabteilungen und

3. auch ein wenig durch die Bemühungen der Anaesthesisten im Rahmen der Reanimation der asphyktischen Neugeborenen.

Literatur

1. Abramson, H.: Resuscitation of the newborn infant. St. Louis: C. V. Mosby Comp. 1960.
2. Apgar, V., D. A. Holaday, L. S. James, J. M. Weisbrot, and C. Berrien: Evaluation of the newborn infant. J. A. M. A. **168**, 1985 (1958).
3. Bartels, H., u. H. Wulf: Physiologie des Gasaustausches in der Placenta des Menschen. Fortschr. der Pädologie, 124–146. Berlin-Heidelberg-New York: Springer 1965.
4. Borell, U., I. Fernstrom, L. Ohlson, and N. Wiqvist: Effect of uterine contractions on the human uteroplacental blood circulation. Amer. J. Obstet. Gynec. **89**, 881 (1964).
5. Bretscher, J.: Über die Reanimation asphyktischer Neugeborener. Gynaecologia (Basel) **157**, 215 (1964).
6. Cross, K. W.: Resuscitation of the asphyxiated infant. Brit. med. Bull. **22**, Nr. 1, 73 (1966).
7. Dawes, G. S.: Changes in circulation at birth. Anesthesiology **26**, 522 (1965); Brit. med. Bull. **17**, 148 (1961).
8. Kapfhammer, V.: Muskelrelaxantien in der Geburtshilfe. Prakt. Anästh. Wiederbelebung **1**, 360 (1966).

9. Morishima, H. O., F. Moya, A. Bossers, and S. Daniel: Adverse effects of maternal hypocapnea on the newborn. Amer. J. Obstet. Gynec. **88**, 524 (1964).
10. Martin, Ch. B.: Uterine blood flow and placental circulation. Anesthesiology **26**, 447 (1965).
11. Purves, M. J.: Development of chemoreceptor activity. Brit. med. Bull. **22**, 56 (1966).
12. Ramsey, E. M., G. W. Corner, and M. W. Donner: Serial and cineradiographic visualization of the maternal circulation in the primate placenta. Amer. J. Obstet. Gynec. **86**, 213 (1963).
13. — — — Cineradiographic visualization of the venous drainage of the primate placenta in vivo. Science **141**, 909 (1963).
14. — — — Radiographic studies of the venous drainage of the placenta in rhesus monkeys. Obstet. Gynec. **25**, 417 (1965).
15. Romney, S., D. E. Reid, J. Metcalf, and C. S. Burwell: Oxygen utilisation by the human fetus in utero. Amer. J. Obstet. Gynec. **70**, 791 (1955).
16. Schnaars, P.: Anatomische Lungenbefunde bei Neugeborenen nach Beatmung. Diss. Zürich 1965. Helv. paediat. Acta **20**, 197 (1965).
17. Shnider, S. M.: Training in obstetric anesthesia in the USA. Amer. J. Obstet. Gynec. **93**, 243 (1965).
18. Smith, C. A.: The Physiology of the newborn infant. 54–62 Springfield/Ill.: Charles C. Thomas 1959.
19. Walker, J., and E. P. N. Turnbull: Haemoglobin and red cells in the human foetus. Lancet, Lond. **2**, 312 (1953).
20. Windle, W. F.: Neurological and psychological deficits of asphyxia neonatorum. Springfield/Ill.: Charles C. Thomas 1958.

Veränderungen des Säure-Basen-Haushaltes und deren Auswirkung auf die Organdurchblutung von Leber und Niere beim haemorrhagischen und traumatischen Schock

Von **W. E. Zimmermann**

Aus der Chirurgischen Universitätsklinik Freiburg im Breisgau
(Direktor: Professor Dr. H. KRAUSS)

Von der Wasserstoffionenkonzentration sind die thermo-dynamischen Parameter aller Reaktionen abhängig, in deren Verlauf dissoziable Gruppen entstehen oder beseitigt werden. In besonderem Maße gilt dies für die freie Energiebildung bei der ATP-Spaltung (NETTER). Nach dem Massenwirkungsgesetz geht so die Wasserstoffionenkonzentration in die zahlreichen Reaktionen des Intermediärstoffwechsels ein, an denen Wasserstoffionen beteiligt sind. Veränderungen der Wasserstoffionenkonzentration wirken sich deshalb nicht nur auf den Dissoziationszustand der Eiweißkörper, die katalytische Aktivität der Enzymproteine und die Eigenschaften struktureller Substanzen, sondern auch auf die Ionenverteilung, die Permeabilität, den Transport, die Erregbarkeit und die Kontraktitliät aus und können tiefgreifende Störungen lebenswichtiger Zell- und Organleistungen verursachen.

Die Aufrechterhaltung des Gleichgewichtes des Säure-Basen-Haushaltes läßt sich als die Funktion definieren, die den Energie-, Elektrolyt-, Gas- und Wasseraustausch zwischen lebender Zelle und deren Umgebung – die Homöostase – sicherstellt und ist eine notwendige Voraussetzung für einen normalen Stoffwechselablauf.

Die *Stabilität der Wasserstoffionenkonzentration* in den Körperflüssigkeiten mit einer weitgehend neutralen Reaktion ist neben dem Zellstoffwechsel an die die Wasserstoffionenkonzentration bestimmenden *Puffersysteme* des Organismus und an eine uneingeschränkte *pulmonale* und *renale Funktion* gebunden (Abb. 1) und von der Beschaffenheit und den Fließeigenschaften des Blutes sowie von der Funktion des Herz- und Kreislaufsystems abhängig.

Von den in den Körperflüssigkeiten vorkommenden *Puffersystemen* der Phosphate, Bicarbonate, Proteine und dem Hämoglobin (Bohr-Haldane-

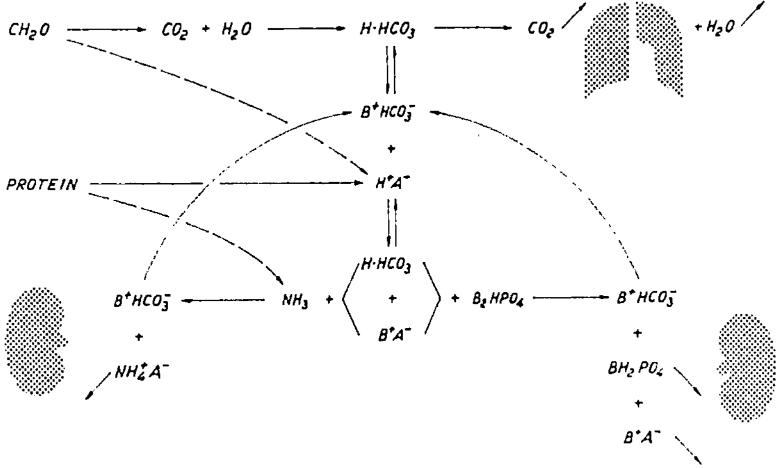

Abb. 1. Schematische Darstellung des H$^+$-Metabolismus. Produktion, Puffermechanismus, Transport und Ausscheidung

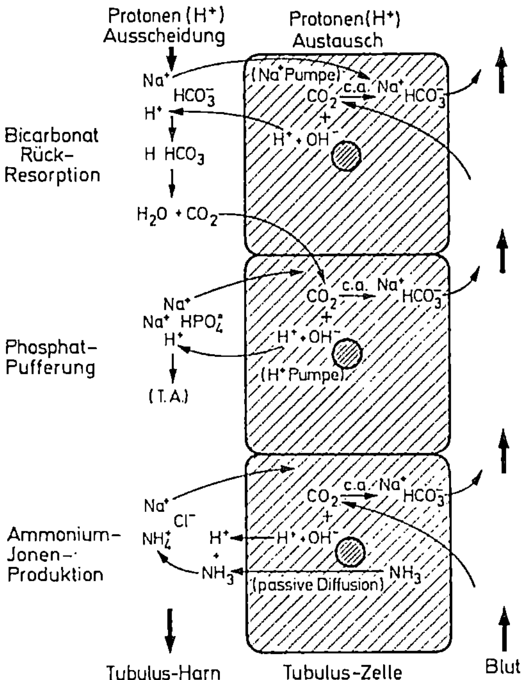

Abb. 2. Schematische Darstellung der renalen Reabsorption und Regeneration von HCO$_3$-Ionen und Exkretion von Wasserstoffionen. Renale Nettoausscheidung von H-Ionen = Summe der titrierbaren Acidität (T.A.) + Ammoniumausscheidung — Bicarbonatausscheidung

Effekt) ist das *Kohlensäure-Bicarbonatsystem* im Zusammenhang mit der Atmung das wichtigste (75%). Während ihm bei einem pK' von 6,1 in einem geschlossenen System keine Bedeutung zukommen würde, ist seine Kapazität im offenen System um das 10fache gesteigert, indem durch die *alveoläre Ventilation* der Kohlensäurepartialdruck bei 40 mmHg stets konstant gehalten wird. Den mit gewisser *Latenz reagierenden Nieren* kommt die Aufgabe zu, die täglich produzierte Menge von 50–70 mEq Wasserstoffionen zu eliminieren oder zu retinieren und dadurch die HCO_3-Konzentration konstant zu halten (Abb. 2), wodurch sich die physiologische Regulationsformel im wesentlichen als eine Funktion von Lungen und Nieren darstellen läßt:

$$pH = pK' + \log \frac{HCO_3^-}{pCO_2 \times 0{,}03} = \frac{\text{Niere}}{\text{Lunge}}$$

$$= 6{,}11 + \log \frac{20}{1} = 7{,}41$$

In den seit 1961 an unserer Klinik publizierten Arbeiten über klinische und tierexperimentelle Untersuchungsergebnisse beim thermischen und hämorrhagischen Schock fanden wir immer wieder bestätigt, daß das zentrale Problem des Schocks die Hypoxie darstellt, die durch Störungen im *Kohlenhydrat-, Fett-* und *Eiweißstoffwechsel* gekennzeichnet ist und als deren Folge sich erhebliche Entgleisungen des *Säure-Basen-Haushaltes* nachweisen lassen.

1 Mol Glucose (180 g)
$C_6H_{12}O_6$

$\xrightarrow[\text{+ 6 } O_2]{\text{Atmungskette}}$ 38 Mol ATP (674 KCal = 100%) + 6 Mol CO_2 + 6 Mol H_2O

$\xrightarrow[\quad]{\text{Glykolyse}}$ 2 Mol ATP (22,6 KCal = 3,4%) + 2 Mol $CH_3CHOHCOO^-$ (Milchsäure = 2000 mEqH$^+$)

Palmitinsäure (64 g)
$CH_3(CH_2)_{14}COOH$

$\xrightarrow[\text{+ 23 } O_2 \text{ + 30 } H_2O]{\text{Atmungskette}}$ 16 CO_2 + 46 H_2O (1430 KCal)

$\xrightarrow[\quad]{\text{Intermediärprodukt}}$ 4 $CH_3COCH_2COO^-$ (Acetessigsäure = 1000^{3}mEqH$^+$) + 4 H$^+$ + 4 H_2O

Während unter physiologischen Bedingungen aus 180 g Glucose unter Aufnahme von 6 Mol Sauerstoff, 38 Mol ATP, 6 Mol CO_2 und 6 Mol Wasser 674 KCal (= 100%) gewonnen werden, kommt es bei einer Störung im Kohlenhydratstoffwechsel durch zunehmende Glykolyse zur Gewinnung von nur 2 Mol ATP bzw. 22,6 kCal und der Bildung von 2 Mol Milchsäure, die 2000 mEq Wasserstoffionen entsprechen und in ihrer Verteilung auf 40 l Körperwasser einer von den Puffersystemen aufzunehmenden Belastung von 50 mEq/l gleichkommen, so daß die Pufferkapazität des Blutes erschöpft ist.

1000 mEq Wasserstoffionen entstehen, wenn die Fettsäuren auf der Stufe der sauren Intermediärprodukte, z. B. 64 g Palmitinsäure, nur bis zur Acetessigsäure abgebaut werden. Solche und noch höhere Wasserstoffionenbelastungen können innerhalb von 24 Std auftreten, während die renale Wasserstoffionenausscheidung auch durch Steigerung der Ammoniakproduktion maximal nur 750 mEq/24 Std erst wesentlich später erreicht (Enzymadaption).

Klinische und *experimentelle Untersuchungen* des *Säure-Basen-Haushaltes im traumatischen und hämorrhagischen Schock* und insbesondere nach Verbrennungen zeigen (Abb. 3), daß bereits in den ersten Stunden nach dem Trauma

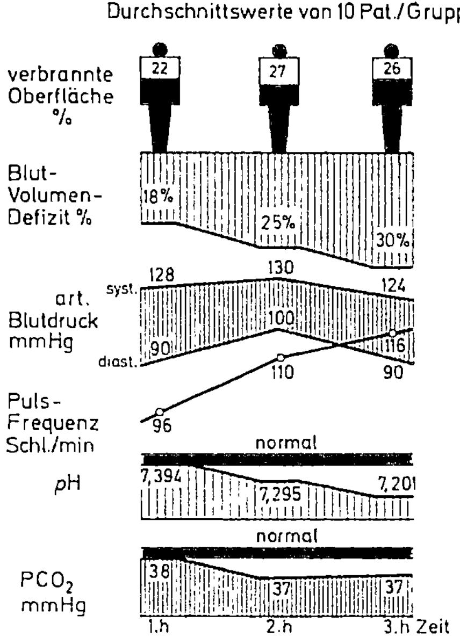

Abb. 3. Mittelwerte von 10 Patienten pro Gruppe mit etwa gleichgroßer Oberflächenverbrennung (%), Blutvolumendefizit (%) gegenüber dem Sollwert, systolischem und diastolischem art. Blutdruck, Pulsfrequenz, art. pH-Wert und art. pCO₂ (mmHg). Mit Abnahme des Blutvolumens und zunehmendem Zeitintervall auch deutliche kontinuierliche Abnahme des art. pH-Wertes im Sinne einer nicht kompensierten metabolischen Acidose bei mäßiger Hyperventilation (pCO₂). Es ist erkennbar, daß der Blutdruck kein zuverlässiger Parameter für die eingetretenen Kreislaufveränderungen ist und der pH-Abfall längst kritische Werte erreicht, ehe der Blutdruck abfällt – ein besserer Indicator für das Blutvolumendefizit ist hingegen die Pulsfrequenz

oder der Hämorrhagie ein Versagen der Kompensationsvorgänge vorliegt, so daß der Abfall des arteriellen pH-Wertes den funktionellen renalen und pulmonalen Zusammenbruch ankündigt.

Tabelle 1. *Veränderungen des Säure-Basen-Haushaltes und der art. Blutgase bei nicht behandelten Patienten mit ausgedehnten Verbrennungen (II.–III. Grades) von mindesten 25%. Mittelwerte von 6–20 Patienten pro Gruppe 2–6 Std nach dem Unfall. pO_{2a} (mmHg) = art. Sauerstoffspannung, CO_{2a} = Sauerstoffsättigung (%), pCO_{2a} = art. Kohlensäurespannung (mmHg), C_{Stand} = Standardbicarbonat (mEq/l), pH_a = art. pH-Wert, BE = Base Excess (Basendefizit mEq/l).*
Die auffallende O_2-Untersättigung in der Gruppe der „Verstorbenen" ist, abgesehen von der metab. nicht kompens. Acidose, ebenso wie die Hypovolämie hervorzuheben

		Alter: Jahre	Ver-brennung: % Ober-fläche	pO_{2a} mmHg	CO_{2a} %Sätt.	pCO_{2a} mmHg	C_{Stand} mEq/l	pH_a	Base-Excess mEq/l	Urin pH	Blutvolu-men %des Normal-wertes
	Normalwerte	—	—	80–100	95–98	38–44	21,3–24,8	7,38–7,44	± 2,3	6,0–7,0	100%
Erwachsene	Über-lebende (20)	$28^1/_3$	(20–70) 41%	83,2	85,5	33,8	19,8	7,35	− 5,2	6,1	66%
	Ver-storbene (5)	39	(25–95) 62%	79,2	84,4	42,3	17,8	7,230	− 8,5	5,5	58%
Kinder	Über-lebende (20)	$3^1/_4$	(25–60) 34,5%	84,4	93,20	33,47	18,50	7,33	− 7,3	5,38	72%
	Ver-storbene (6)	$3^2/_3$	(35–80) 47%	80,4	92,0	38,0	16,40	7,24	− 10,3	5,2	64%

Die Unterteilung der Patienten in Überlebende und Verstorbene sowohl in der Gruppe der Erwachsenen als auch der Kinder macht dies besonders deutlich (Tab. 1).

In den ersten 6 Std nach dem Unfall findet sich neben einem Volumendefizit bei den noch nicht behandelten Patienten ein erhebliches Basendefizit im Sinne einer metabolischen Acidose z. B. bei den Kindern oder sogar eine kombinierte respiratorische und metabolische Acidose bei den verstorbenen Erwachsenen. Gerade die Tatsache, daß Sauerstoffuntersättigung und die extremsten Werte des Säure-Basen-Haushaltes gleichzeitig bei denjenigen Patienten zu verzeichnen sind, die später auch verstarben, unterstreicht engste Zusammenhänge in der pathophysiologischen Auswirkung.

Derartige metabolische Acidosen, die auch nach größeren chirurgischen Interventionen und nach länger anhaltenden Narkosen auftreten können, haben oft eine Oligo-Anurie und ausgedehnte Veränderungen im Intestinalbereich, vor allem Ödeme der Dünndarmwand oder Schleimhautnekrosen bei gleichzeitiger Hyperämie im Splanchnicusgebiet zur Folge, die heute als mögliche Ursachen für die Irreversibilität des Schocks angesehen werden.

Im *Initialstadium des Schocks* herrscht die sympathico-adrenergische Wirkung mit *Freisetzung von Katecholaminen* vor, die neben einer *Vasoconstriction* zur *Entleerung der Glykogenspeichnr* mit *Hyperglykämie* führen, wie dies das Beispiel des hämorrhagischen Schocks zeigt (Abb. 4). Dabei

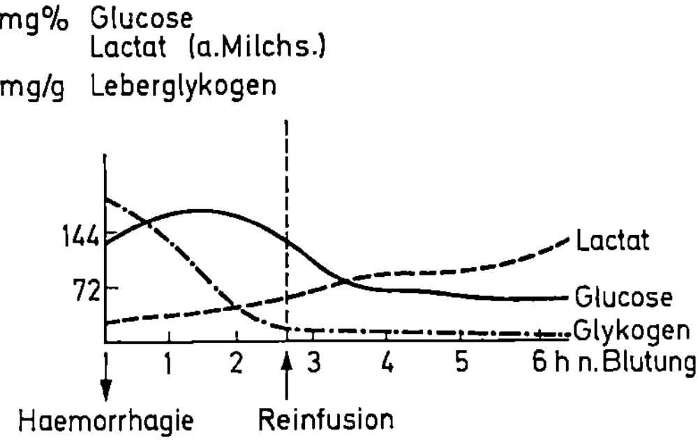

Abb. 4. Hämorrhagischer Schock: Hyperglykämie (Glucose mg %) und Lactatacidose (Milchsäure mg %) bei Glykogenschwund der Leber (mg/g) im hämorrhagischen Schock. Trotz Beseitigung der Hypovolämie fortschreitende Veränderungen und Hypoglykämie nach Reinfusion

sei gleich darauf hingewiesen, daß bei einer Reinfusion, die erst nach 2 Std einsetzt, der Lactatspiegel unbeeinflußt bleiben kann, insbesondere wenn es nicht gelingt, die Leberdurchblutung zu normalisieren.

Als Folge der Zunahme des peripheren Umsatzes steigt bei Abbau der Glucose-6-Phosphatase die Brenztraubensäurebildung mit einem proportionalen Anstieg der Milchsäure-Erzeugung in Übereinstimmung mit dem

Massenwirkungsgesetz an (Abb. 5, Gleichung ①). Dieser hormonal vorwiegend durch Adrenalinausschüttung ausgelöste proportionale Anstieg ist per se noch nicht der Ausdruck eines Sauerstoffmangels. Bei fort-

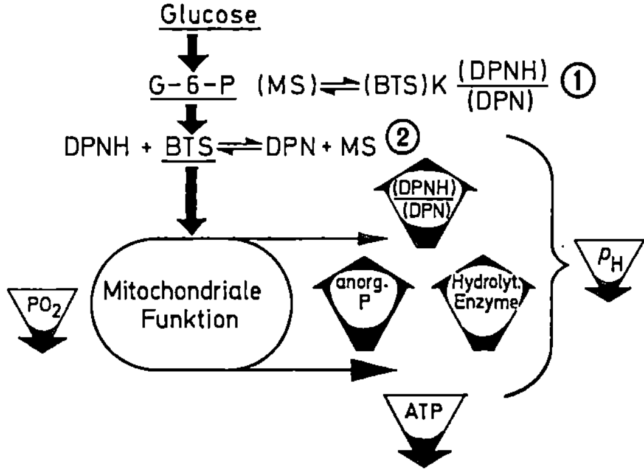

Abb. 5. Schematische Darstellung der Auswirkungen der Hypoxie auf den Glykoseabbau, die dadurch bedingten Veränderungen im Stoffwechsel und deren Einfluß auf den Säure-Basen-Haushalt.
G-6-P = Glucose-6-Phosphatase, MS = Milchsäure, BTS = Brenztraubensäure, DPN und DPNH = Diphosphopyridinnucleotid, pO_2 = Sauerstoffspannung, ATP = Adenosintriphosphat

schreitendem Schock wird indessen ein zunehmender Sauerstoffmangel rasch die vorherrschende Ursache für eine weitere Anreicherung von Säuren. Zwei parallel laufende *stoffwechselbedingte Folgeerscheinungen der Hypoxie* tragen dazu bei:

Die Redoxsysteme der Zellen werden gegen den reduzierten Zustand hin verschoben, so daß auch das DPN-System und die Synthese von energiereichen Phosphatverbindungen versagt. *Die hypoxiebedingte Veränderung des DPNH/DPN-Systems führt in Übereinstimmnng mit dem Massenwirkungsgesetz zu einer Zunahme der Milchsäurekonzentration über den Wert hinaus, der dem herrschenden Brenztraubensäurespiegel zugeschrieben werden kann, und wird auch als Excess Lactat bezeichnet* (Gleichung ②). *Dieses ist die quantitativ vorherrschende Ursache für die stoffwechselbedingte Acidose beim Schock. Der versagende Energiestoffwechsel, welcher die andere Folge der Hypoxie ist, führt zu einem Absinken des Gehaltes der Zellen an energiereichen Phosphaten* und zu einem entsprechenden Anstieg *anorganischer Phosphorsäuren* und der *abfallende pH-Wert zur Aktivierung saurer hydrolytischer Enzyme.*

Dem pH-Abfall läuft eine Zellschwellung der Erythrocyten und der parenchymatösen Organe (Abb. 6) mit Veränderungen der mitochondrialen Strukturen (Abb. 6 b) bis zur hydropischen vacuoligen Zellschädigung parallel. In den Vacuolen können die aktivierten hydrolytischen Enzyme histochemisch als saure Phosphatasen oder Esterasen nachgewiesen werden.

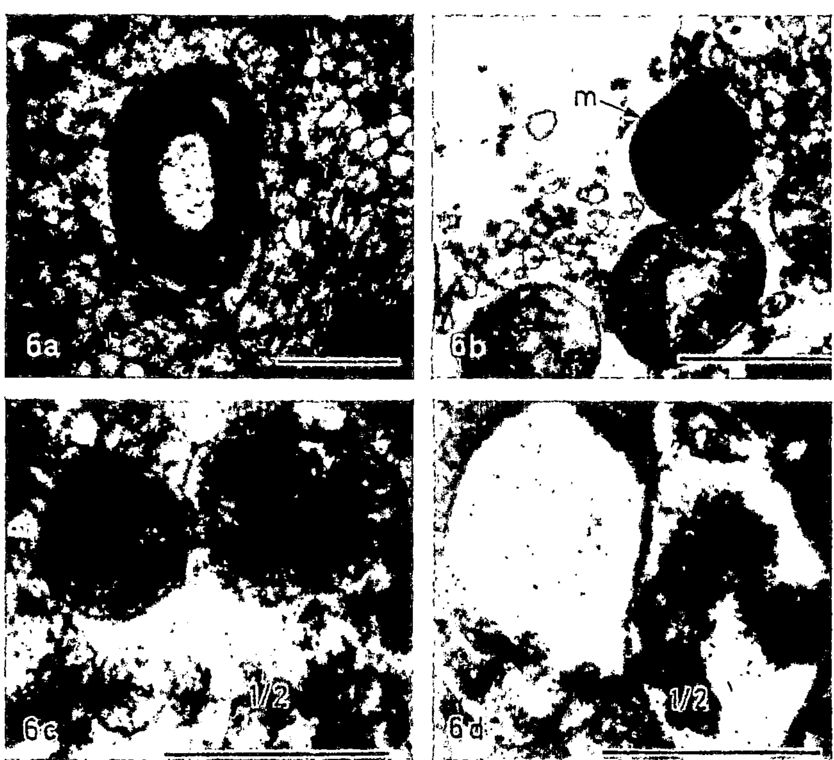

Abb. 6. Elektronenmikroskopische Untersuchungen der Leber. a. Gallengang,
b. Destruktion der mitochondrialen Strukturen, c. und d. hydropische vacuolige
Schädigung mit aktiviertem hydrolytischem Enzym (d. saure Phosphatase). In
Anlehnung an ASHFORD und BURDETTE

Im Erythrocyten geht im Moment der Sauerstoffabgabe der Dissoziationsgrad
des Hämoglobins zurück, so daß es Protonen aufnehmen muß. Das entstandene
Bicarbonat bleibt nicht im Erythrocyten, sondern tritt zu einem erheblichen Teil
im Austausch gegen Chlorionen in das Plasma über. Durch diese Bicarbonat-
bildung bzw. Chlorionenaufnahme enthält der Erythrocyt letztlich mehr osmo-
tisch aktive Bestandteile als vorher und nimmt daher auch Wasser auf, und es
kommt zur acidotischen Schwellung. Eine Schwellung um 3–5 % führt zusammen mit der Aggregation der Erythrocyten, der Viscositätszunahme des
Plasmas zur Verminderung der intravasalen Sauerstoffdiffusionskapazität und be-
günstigt Stase und Stagnation im Bereich der Mikrozirkulation und Erhöhung des
peripheren Widerstandes um das Doppelte.

Tieren mit einer *metabolischen Acidose* durch *Hypovolämie* bei *Verbrennungen*
von 40% der Körperoberfläche stellten wir solche gegenüber, bei denen
wir die *metabolische Acidose* unter *Normovolämie* durch *Ansäuern* mit 30 bis
40 ml n/5 HCl (0,5 ml/min) erzeugten (Abb. 7).

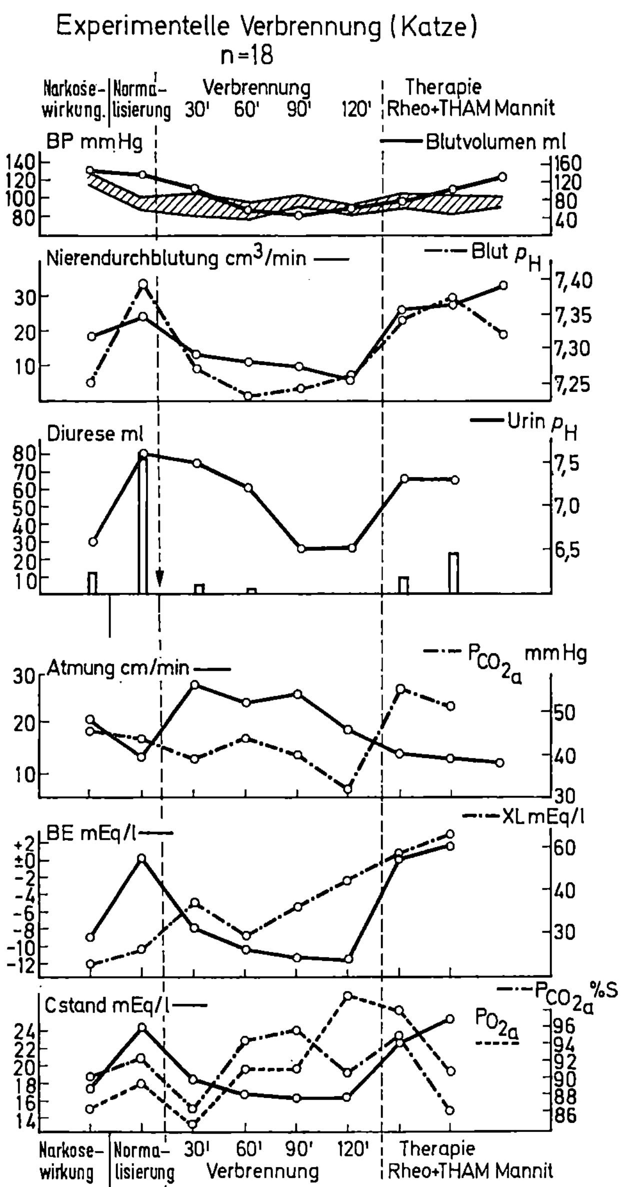

Abb. 7 a. u. 7 b. Auswirkung der nicht kompensierten metabolischen Acidose bei hypovolämischem im Vergleich zum normovolämischem Schock. Registrierung (von oben nach unten): Blutdruck (mmHg) und Blutvolumen (ml); Nierendurchblutung (cm³/min) und art. pH; Diurese (cm³/min) und Urin-pH; Atmung (cm /min) und art. pCO_2 (mmHg)

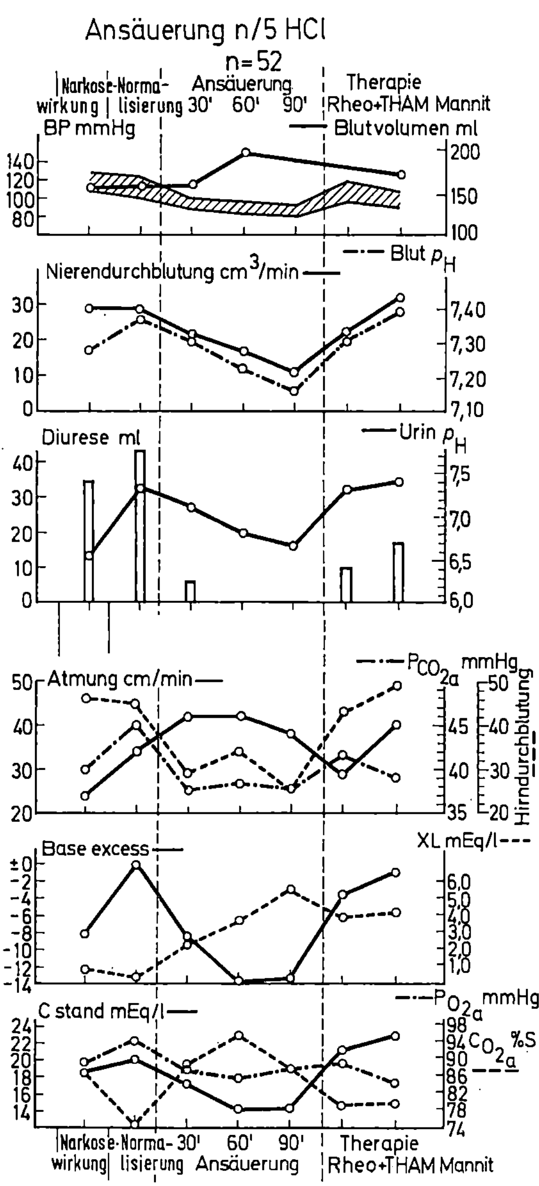

(Abb. 7b.) Hirndurchblutung (cm³/min); Base Excess (BE mEq/l) und Excess Latat (XL mEq/l); Stand. Bic. (C stand mEq/l), art. Sauerstoffspannung (pO$_{2a}$ mmHg) und art. Sauerstoffsättigung (CO$_{2a}$ % Sätt.)

5*

Zu Versuchsbeginn wurden die Veränderungen des Säure-Basen-Haushaltes, wie sie nach Chloralose-Urethan- oder Pernocton-Narkose auftreten, durch Gabe von Natrium-Bicarbonat ausgeglichen.

Während das Blutvolumen der verbrannten Tiere innerhalb der ersten 2 Std durch gesteigerte Perspiratio insensibilis auf 50% des Ausgangswertes abfiel, verzeichneten wir bei den angesäuerten Tieren infolge der HCl-Infusion sogar einen geringen Anstieg des Blutvolumens. In beiden Gruppen fällt jedoch der arterielle pH-Wert und die renale Durchblutung ab. Der Urin-pH nimmt ebenfalls ab und eine Oligo-Anurie ist zu verzeichnen. Der arterielle pH-Wert von 7,3 ist in beiden Gruppen ein kritischer Parameter, bei dem die Nierendurchblutung signifikant auf 50% des Ausgangswertes und bei einem pH von 7,25 auf ein Drittel und weniger zurückgeht. Das Ausmaß der metabolischen Acidose wird durch das Basendefizit bzw. die Abnahme des Standard-Bicarbonates angezeigt. Die einsetzende Hyperventilation ist durch einen Anstieg der Ventilation und einen Abfall der CO_2-Spannung gekennzeichnet.

Mit zunehmender nicht kompensierter Acidose nimmt die Sauerstoffsättigung durch Störung des Bicarbonat-Chlorionenaustausches im Erythrocyten und durch Rückgang des Dissoziationsgrades des Hämoglobins ab.

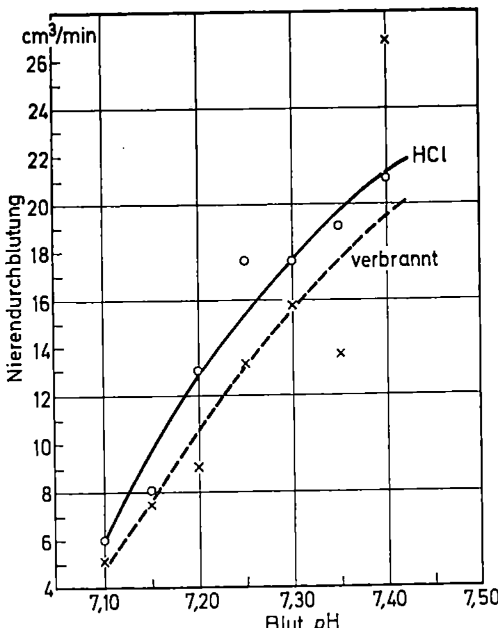

Abb. 8. Beziehung zwischen Nierendurchblutung und arteriellem Blut-pH-Wert bei Tieren mit Ansäuerung und Verbrennung. Renale Durchblutung wird schneller und intensiver reduziert, wenn Hypovolämie und Acidose gleichzeitig vorliegen (Verbrennung)

Stellen wir das Verhältnis der *Nierendurchblutung* zum *arteriellen Blut-pH-Wert* dar (Abb. 8), so zeigt sich, daß mit Abfall des pH-Wertes auch die Nierendurchblutung abnimmt. Die Tatsache, daß die Kurven der signifikanten Werte parallel verlaufen und das die unterste Kurve die verbrannten hypovolämischen Tiere repräsentiert, kann als Beweis dafür gewertet werden, daß die renale Durchblutung schneller und intensiver reduziert wird, wenn Hypovolämie und Acidose zusammen vorkommen.

Eine enge Beziehung ergibt sich auch zwischen dem *renalen Gefäß-widerstand* und der Zunahme der *Wasserstoffionenkonzentration* (Abb. 9).

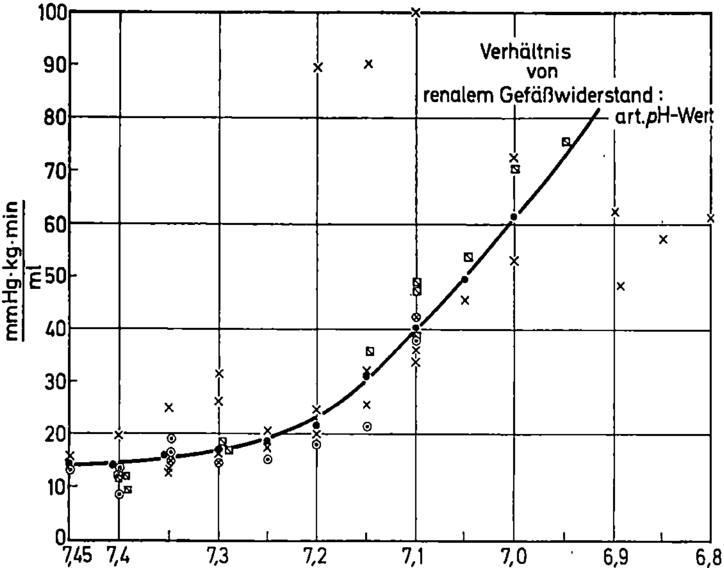

Abb. 9. Demonstration der Beziehung zwischen renalem Gefäßwiderstand und arteriellem pH-Wert

Dabei ist es gleichgültig, ob der metabolischen Acidose ein hämorrhagischer Schock (◻), ein traumatischer Schock wie nach Verbrennungen (×) oder eine experimentelle Ansäuerung (⊙) zugrunde liegt. Der Anstieg des renalen Gefäßwiderstandes ist ebenfalls signifikant bei einem pH von 7,3, 7,2 und 7,1. Legen wir den von WAUGH im autoregulatorischen Bereich der Nieren angegebenen Index von 0,48 als Verhältnis von prozentualer Durchblutungsänderung zur prozentualen Änderung des arteriellen Druckes zugrunde, so ergibt sich für unsere Versuchsanordnung bei den angesäuerten Tieren ein Mittelwert von 2,1 und bei den Tieren mit Verbrennung ein solcher von 1,0. Es läßt sich demnach in beiden Gruppen eine Autoregulation der Nieren nicht mehr nachweisen.

Die *unterschiedliche Wirkung* einer *Retransfusion*, einer *Natrium-Bicarbonat-gabe* oder einer *THAM-Gabe in Laevalose oder niedermolekularem Dextran*

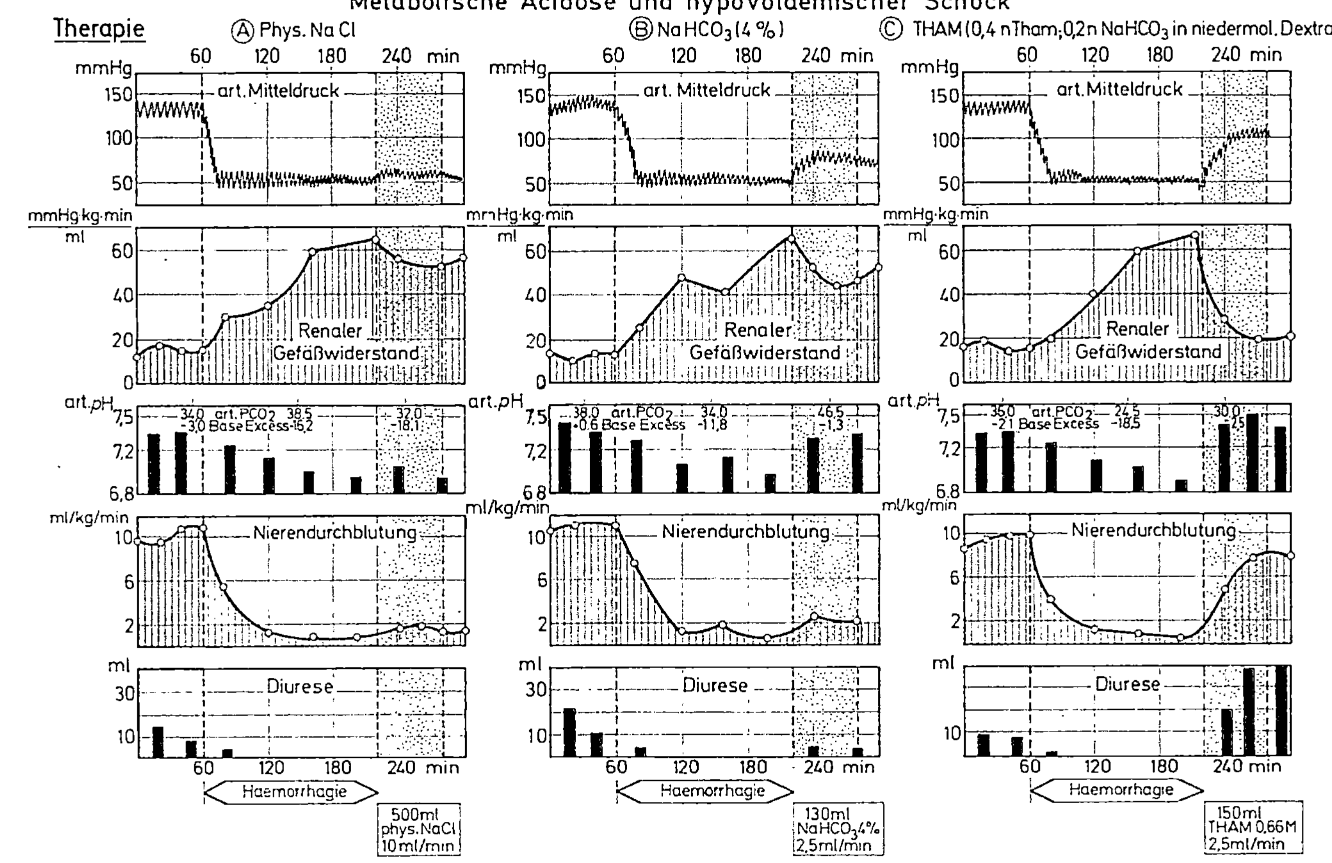
Metabolische Acidose und hypovolaemischer Schock
Therapie
Ⓐ Phys. Na Cl
Ⓑ NaHCO₃ (4%)
Ⓒ THAM (0,4 nTham; 0,2n NaHCO₃ in niedermol. Dextran)
mmHg
60 120 180 240 min
art. Mitteldruck
150
100
50
mmHg·kg·min
ml
Renaler Gefäßwiderstand
60
40
20
0
art.pH
art.PCO₂ 34,0   38,5   32,0
Base Excess -3,0 -15,2 -18,1
7,5
7,2
6,8
ml/kg/min
Nierendurchblutung
10
6
2
ml
Diurese
30
10
60 120 180 240 min
Haemorrhagie
500ml
phys.NaCl
10ml/min
art.PCO₂ 38,0   34,0   46,5
Base Excess -0,6 -11,8 -1,3
130ml
NaHCO₃ 4%
2,5ml/min
art.PCO₂ 35,0   24,5   30,0
Base Excess -21   -18,5 -2,5
150ml
THAM 0,66M
2,5ml/min

nach einem Zeitintervall von 2 und mehr Stunden wird in einer weiteren Versuchsanordnung besonders hervorgehoben (Abb. 10).

Die Ergebnisse sind in drei typischen Beispielen dargestellt, bei denen neben dem arteriellen Mitteldruck (mmHg), dem renalen Gefäßwiderstand $\left(\dfrac{\text{art. Mitteldruck}}{\text{Nierendurchblutung}} \right) \left(\dfrac{\text{mmHg/kg/min}}{\text{ml}} \right)$ und der Nierendurchblutung (ml/kg/min) die Parameter des Säure-Basen-Haushaltes und die Diurese registriert sind.

A. Retransfusion und Infusion physiologischer NaCl-Lösung.

Die Tiere (Hunde), denen das entzogene Volumen ohne eine gleichzeitige Infusion nach 2 Std reinfundiert wurde, und diejenigen, die während der Reinfusionsphase eine 0,9 %ige Kochsalzlösung erhielten, unterscheiden sich hinsichtlich des renalen Gefäßwiderstandes und im Verhalten des Säure-Basen-Haushaltes nicht voneinander. Zu Beginn der Reinfusion kam es zu einer unbedeutenden Abnahme des renalen Gefäßwiderstandes, der während der Infusion wieder anstieg.

B. Natrium-Bicarbonat 4 %ig.

Bei den Tieren, die eine 4 %ige Natrium-Bicarbonat-Infusionslösung bis zum Ausgleich der Veränderungen des Säure-Basen-Haushaltes appliziert bekamen, verzeichnen wir eine geringfügige und rasch vorübergehende Minderung des renalen Gefäßwiderstandes bei einem geringen Blutdruckanstieg und ebenfalls geringer Zunahme der Nierendurchblutung. Dieser Effekt war jedoch nicht nachzuweisen, wenn wir den Blutdruck durch Ausgleich des Volumens im Entblutungsgefäß konstant hielten. Hervorzuheben ist, daß am Ende dieser Infusionstherapie die arterielle Kohlensäurespannung bis auf Werte von 45 mmHg zugenommen hatte infolge einer vermehrten Freisetzung von CO_2 aus $NaHCO_3$. Der Gefäßwiderstand nahm jedoch nach Beendigung der Infusion erneut zu und die nur spärlich einsetzende Diurese von 3–5 cm^3 sistierte wieder vollständig.

Abb. 10. Wirkung des kontrollierten Entblutungsschocks auf mittleren art. Blutdruck, renalen Gefäßwiderstand, Säure-Basen-Haushalt, Nierendurchblutung und Diurese. A. Der Effekt des hämorrhagischen Schocks wird durch die Infusion von physiologischer Kochsalzlösung nicht beeinflußt. B. Die Infusion von 4 %iger Natrium-Bicarbonat-Lösung, bis zum Ausgleich des Säure-Basen-Haushaltes, hat auf den Gefäßwiderstand und die Nierendurchblutung nur eine geringfügige Wirkung. C. THAM 0,66 beseitigt metabolische Acidose, normalisiert Nierendurchblutung und bewirkt 6–8fache Steigerung der Diurese

C. THAM 0,66 M in niedermolekularem Dextran oder Laevulose (Antischock)

Unter THAM-Infusion nahm das Experiment einen völlig anderen Verlauf. Die Verschiebung der Säure-Basen-Werte wurde rasch ausgeglichen. Dabei blieb die arterielle Kohlensäurespannung weitgehend unverändert. Gleichzeitig machte sich jedoch eine erhebliche Steigerung der Nierendurchblutung bis auf 70 und 80% des Ausgangswertes bemerkbar und der renale Gefäßwiderstand verringerte sich etwa bis auf den Ausgangswert. Die Herzfrequenz nahm ebenfalls gering ab.

Hielten wir den Blutdruck konstant, indem wir das bei der Infusion gegebene Volumen in das Entblutungsgefäß ausweichen ließen, verzeichneten wir trotzdem eine Zunahme der Nierendurchblutung und Verminderung des renalen Gefäßwiderstandes. Dabei betrug die Zunahme der Nierendurchblutung jedoch nur 7% des Herzminutenvolumens, bzw. 50% des Ausgangswertes. Noch 1 Std nach Ende der Infusion lag die Nierendurchblutung bei diesen mit THAM behandelten Tieren deutlich über ihrem Ausgangswert.

Bei diesem kontrollierten oligämischen Schock (Hund) bestimmten wir regelmäßig auch das Herzminutenvolumen nach der Methode von FICK und stellten bei 10 Tieren einen Durchschnittswert von 1570 cm³ fest. Nach $1^1/_2$–2 Std dauernder Hypotonie von 50 mmHg kommt es zur Ausbildung einer nicht kompensierten metabolischen Acidose mit einem Base Excess von —12 bis —18 mEq/l. Nach anfänglicher Minderung der Kohlensäurespannung auf 24 mmHg steigt diese infolge der anschließenden Hypoventilation häufig bis zum Normbereich wieder an. Zu diesem Zeitpunkt beträgt das Herzminutenvolumen nur noch 30% des Ausgangswertes, steigt aber nach THAM-Applikation auf 1065 cm³ (= 68%) wieder an. Die Nierendurchblutung nimmt z. B. von ursprünglich 14,2% auf 4% des Herzminutenvolumens ab und steigt nach Therapie mit THAM wieder auf 7,5% an. Der stärkste pH-Abfall ist nach 1 Std zu beobachten und fällt zeitlich mit einem Wiederanstieg des pCO_2-Wertes und mit einer beginnenden Wiederaufnahme von Blut aus dem Entblutungsgefäß zusammen. Dies kann als Zeichen des Verlustes der Gefäßreaktion auf neurale und humorale Reize gewertet werden. Es ist ein Hinweis dafür, daß der Reaktivitätsverlust der Gefäße pH-abhängig ist und daß dieser pH-Abfall durch eine anaerobe periphere Stoffwechselstörung entsteht und als Folge eines intracellulären Sauerstoffmangels durch verminderte Perfusion aufgefaßt werden muß.

Registrieren wir die *Zirkulationsverhältnisse an der Leber* nach Erzeugen eines *hämorrhagischen Schocks* durch Entzug von 40–50% des Gesamtblutvolumens und messen wir direkt mit dem Bubble-Flow-Meter den Gesamtdurchfluß in der V. hepatica sowie in der Pfortader und bestimmen gleichzeitig die Druckverhältnisse (Statham-Elemente) in der Pfortader, so erhalten wir bei zunehmender Wasserstoffionenkonzentration ebenfalls eindrucksvolle Befunde.

Im ausgeprägten hämorrhagischen Schock (Abb. 11) nimmt bei Abfall des arteriellen pH-Wertes der Durchfluß in der Pfortader bei Druckanstieg

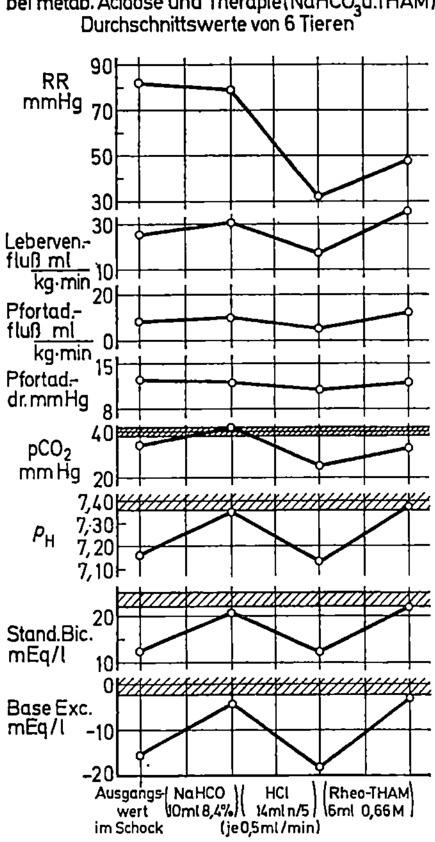

Abb. 11. Getrennte Untersuchung des gesamten Lebervenendurchflusses, des Pfortaderdurchflusses und des Pfortaderdruckes im Vergleich zu den Veränderungen des Säure-Basen-Haushaltes (Durchschnittswerte von 6 Tieren) nach Therapie der metabolischen Entgleisungen mit Natrium-Bicarbonat, Ansäuerung mit n/5 HCl und Therapie mit THAM in niedermolekularem Dextran. Die Minderung des Pfortaderdurchflusses und des Gesamtlebervenendurchflusses nach Ansäuerung mit HCl und der Anstieg des Pfortaderdruckes nach Therapie mit THAM-Rheomacrodex-Lösung bis zur Normalisierung der Entgleisungen des Säure-Basen-Haushaltes sei hervorgehoben

deutlich ab. Hingegen ist der Durchfluß in der A. hepatica um 30% gesteigert und in zunehmendem Maße vom herrschenden Blutdruck abhängig.

Nach Ausgleich des Basendefizits mit NaHCO₃ kommt es zu einer Steigerung des Pfortaderdurchflusses, der prozentual höher liegt als der der V. hepatica. Wird zum Vergleich wieder eine Ansäuerung mit 14 ml m/5 HCl-Lösung (0,5 ml/kg/min) über 15–20 min durchgeführt, verzeichnen wir unter Abfall des mittleren art. Blutdruckes erneut eine Minderung des Gesamtlebervenendurchflusses unter Abnahme der Pfortaderdurchströmung und des Pfortaderdruckes.

Durch die erneute antiacidotische Therapie mit THAM in niedermolekularem Dextran bis zum Ausgleich der Veränderungen des Säure-Basen-Haushaltes ist wieder eine Steigerung des Pfortader- und Lebervenendurchflusses festzustellen, obwohl auffallenderweise der Pfortaderdruck am Ende der Infusion wieder ansteigt und der mittlere arterielle Blutdruck nur unwesentlich zunimmt.

Daraus resultiert, daß die *Ansprechbarkeit* des *Gefäßsystems* im *Splanchnicusgebiet* so stark *verändert* ist, daß eine Volumenzufuhr das effektiv zirkulierende zentrale Blutvolumen nicht adäquat zu steigern vermag und dies zu einer weiteren Ausschüttung von Katecholaminen führen kann.

Tabelle 2. *Ansäuerung mit HCL und antiacidotische Therapie : Leberdurchblutungsmessung (14 Katzen) mit dem Bubble-Flow-Meter und Veränderungen des Säure-Basen-Haushaltes sowie mittlerer arterieller Blutdruck. Deutlich erkennbar die Zunahme des Pfortaderdruckes trotz Abnahme des Pfortaderflusses bei metabolischer Acidose und nach Therapie*

	Mittl. art. Blutdruck mmHg	pH_a	Base Excess mEq/l	Gesamt-Lebervenenfluß ml/kg/min	Pfortaderdurchfluß ml/kg/min	Pfortaderdruck mmHg	Errechneter Fluß der A. Hepatica
Ausgangswerte u. Narkoseeffekt	95,0	7,37	− 6,3	29,5	14,0	9,2	15,5
Nach NaHCO₃ Therapie	84,5	7,51	− 3,3	17,4	7,22	12,8	10,4
Ansäuerung mit n/5 HCl 0,5 ml/min (Gesamt 35–40 ml)	50,0	7,07	− 18,6	12,4	5,7	13,01	6,7
Nach Therapie mit niedermolekularem Dextran und THAM 0,66 M THAM = BE×kg / 2	72,0	7,45	+ 1,3	26,1	12,1	11,3	14,0

In Tab. 2 sind die Verhältnisse quantitativ noch einmal dargestellt. Dabei fällt besonders auf, daß eine portale Hypertension auch nach Auffüllung oder Expandierung des Blutvolumens auftritt, obwohl ein Ausgleich der Säure-Basen-Verhältnisse mit THAM und niedermolekularem Dextran weitgehend normale Durchflußbedingungen schafft.

Daraus können wir ableiten, daß im Strombereich der Pfortader ein teils intra-, teils extrahepatischer Mechanismus vorliegt, der einerseits zu einem reduzierten mesenterialen Einfluß und andererseits zu einem erhöhten intrahepatischen Pfortaderwiderstand unter metabolischer Acidose führt.

Die veränderte Ansprechbarkeit im Splanchnicusgebiet während der Acidose auf die um das 30–40fach vermehrt ausgeschütteten Katecholamine stellt neben einer zunehmenden Minderung der Herzmuskelkontraktilitätskraft die extrahepatische Sperre dar. Als Ursache für die intrahepatische Sperre sind beim Kaninchen und Hund von verschiedenen Autoren (MULLER u. SMITH; SHOEMAKER et al.; TURK et al.; JACOB et al.; GREEN et al.) spiralige Muskelelemente verantwortlich gemacht worden, die eine hohe Sensitivität gegenüber verschiedenen Agens besitzen, von denen die Katecholamine die extremste portale Hypertension mit Umkehrung der Blutströmung in den Sinusoiden verursachen können.

Nach neueren Untersuchungen muß dem *Reticulo-Endothelialen System*, vor allem der acidotischen Schwellung der perisinusoidalen Zellen im Disse'schen Raum und in geringem Maße auch der von Kupfer'schen Sternzellen und der Beeinträchtigung von deren phagozitierenden Eigenschaften für die *intrahepatische Sperre* eine gewisse Bedeutung beigemessen werden – eine wichtige Feststellung, die es erstmals erlaubt, die bisher vorliegenden tierexperimentellen Untersuchungsergebnisse über die intrahepatische Lebersperre unter dem notwendigen Vorbehalt auch auf den Menschen zu übertragen und die als Ursache für die oft beschriebenen Darmwandödeme und Schleimhautnekrosen und den später daraus resultierenden Endotoxinschock herangezogen werden können.

Eine antiacidotische Therapie, die den sympathischen vasoconstrictorischen, am Nieren- und Pfortaderkreislauf länger anhaltenden Impuls dämpft und den portalen und renalen Gefäßwiderstand ausreichend herabsetzt, erscheint uns deshalb als Unterstützung für eine Behandlung beim *thermisch-traumatischen und hämorrhagischen Schock* nach reichlicher Flüssigkeitszufuhr *angezeigt* (Antischocklösung), vor allem dann, wenn zwischen schockauslösender Ursache und erster Behandlung mehr als 2 Std vergangen sind.

Zusammenfassung

Nach kurzer Betrachtung der Bedeutung einer Konstanz der Wasserstoffionenkonzentration für den physiologischen Ablauf des Stoffwechsels werden die Veränderungen des Kohlenhydrat- und Fettstoffwechsels aufgezeigt, wie sie bei der zunehmenden Hypoxie des Schocks entstehen. Durch eine quantitative Aufschlüsselung wird deren Problematik hinsichtlich des Energie-, Wasser- und Elektrolyt- sowie des Säure-Basen-Haushaltes dargelegt.

Ausmaß und Umfang der Veränderungen des Säure-Basen-Haushaltes werden an klinischen Beispielen des thermisch-traumatischen Schocks demonstriert und die Bedeutung des Zeitfaktors hervorgehoben. Auf die Auswirkung einer anhaltenden metabolischen Acidose und Hypoxie mit strukturellen mitochondrialen Veränderungen und Aktivierung von proteolytischen Enzymen wird hingewiesen. Funktionelle Auswirkungen der nicht kompensierten metabolischen Acidose auf die Nieren- und Leberdurchblutung und eine Beeinträchtigung von deren Organleistung beim hypovolämischen und normovolämischen Schock werden durch tierexperimentelle Untersuchungen demonstriert und eine pH-abhängige Reaktion des Gefäßsystems für die Minderdurchblutung von Nieren und Leber verantwortlich gemacht.

Die Untersuchungsergebnisse werden dahingehend interpretiert, daß nicht nur Hypovolämie und Anämie, sondern die als Folge eines Sauerstoffdefizits zunehmende Wasserstoffionenkonzentration per se zur Freisetzung von Katecholaminen führt, die zuerst und anhaltend auf den Nieren- und Pfortaderkreislauf wirken und eine Beeinträchtigung der Autoregulation der Nieren sowie eine extra- und intrahepatische Pfortadersperre verursachen. Für das in der ersten bzw. „zirkulatorischen Phase" der Schockniere auftretende Versagen der Nierenfunktion sowie die gleichgerichtete Verminderung des Pfortaderdurchflusses der Leber können die aufgezeigten Störungen des Säure-Basen-Haushaltes infolge der damit verbundenen Schädigung der Kationenpumpen und des Energieverlustes nicht nur Hinweise, sondern auch Ursache sein. Die pH-abhängige Herz-Kreislaufreaktion im Schock wird auch als Erklärung dafür herangezogen, daß eine Retransfusion 2 Std und mehr nach einem Entblutungsschock keinen Blutdruckanstieg mehr verursacht und weder die Nieren- noch die Pfortaderdurchblutung davon wesentlich beeinflußt werden und eine Diurese nicht auftritt.

Die Überlegenheit von THAM (Trishydroxymethylaminomethan) als antiacidotisch-osmotische Substanz und brauchbares Therapeutikum in Form einer 0,3 M oder 0,66 M Lösung in Laevulose oder niedermolekularem Dextran (Antischocklösung) nach ausreichender Flüssigkeitszufuhr gegenüber einer $NaHCO_3$-Lösung wird demonstriert.

Literatur

Ashford, R. P., and W. J. Burdette: Response of the Isolated Perfused Hepatic Parenchyma to Hypoxia. Ann. Surg. **162/2**, 191 (1963).

GREEN, H. D., L. S. HALL, D. SEXTON, and C. P. DEAL: Automatic Vasomotor Reponses in the Canine Hepatic Arterial and Venous Beds. Amer. J. Physiol. 196, 196 (1959).

JACOB, S., E. W. FRIEDMANN, S. LEVENSON, P. GLOTZER, H. A. FRANK, and J. FINE: Antiadrenergic and Antihistaminic Therapy in Hemorrhagic Shock in Dog and Rat. Amer. J. Physiol. 186, 79 (1956).

MULLER, W., and L. L. SMITH: Hepatic Circulatory Changes in Endotoxin Shock in the Dog. Amer. J. Physiol. 204, 641 (1963).

NETTER, H.: Theoretische Biochemie. Berlin-Göttingen-Heidelberg: Springer 1959.

SHOEMAKER, W. C.: Shock: Chemistry, Physiology and Therapy. Springfield, Ill.: Charles C. Thomas Publisher.

TURK, L. N. III, and W. C. SHOEMAKER: Hepatic vascular Response to Norepinephrine. Amer. J. Physiol. 202, 1175 (1962.)

WAUGH, W. H.: Circulatory Autoregulation in the Fully Isolated Kidney and in the Humorally Supported, Isolated Kidney. Circulatory Res. 15, Suppl. 1, 156 (1964).

ZIMMERMANN, W. E.: Der Trispuffer in klinischer Anwendung. Dtsch. Med. Wschr. 26, 1305 (1963).

— Veränderungen des Säure-Basen-Haushaltes beim traumatischen und hämorrhagischen Schock, ihre Wirkung auf die Nierendurchblutung und deren therapeutische Beeinflußung. Habil.-Schrift Freiburg i. Br. 1966.

— Acidosis in Severe Burns. Ann. N. Y. Acad. Sci. 150/3, 584 (1968).

Acidose als Ursache postoperativer Schockzustände

Von F. Gozon

Aus dem Institut für Anaesthesiologie (Leiter: Prof. Dr. W. Hügin) und der Chirurg. Universitätsklinik Basel/Schweiz (Vorsteher: Prof. Dr. R. Nissen, resp. Prof. Dr. M. Allgöwer)

Die Bedeutung der komplexen Störungen des Säure-Basen-Haushaltes ist dem Kliniker heutzutage bestens bekannt, in erster Linie dank der Entwicklung der Herz-Lungen-Maschine und als Folge eines besseren Verständnisses des Schockgeschehens und der Reanimationsprobleme. Es ist deshalb um so erstaunlicher, wenn Störungen des Säure-Basen-Gleichgewichtes als Ursache postoperativer Schockzustände in der täglichen Anaesthesie-Praxis nicht wahrgenommen werden. Wir konnten z. B. in unserer Klinik im vergangenen Jahr (1966) drei chirurgische Notfallsituationen beobachten (Risikopatienten), bei denen auf eine prä- oder intraoperative *Blutgasanalyse* verzichtet worden ist. Erst am Ende des Eingriffes wurde durch sofortige arterielle Blutgasanalyse eine schwere metabolische Acidose verifiziert. Die Veranlassung zur Blutgasanalyse war – in allen drei Fällen – eine unmittelbar postoperativ auftretende kardiorespiratorische Insuffizienz, wobei anscheinend auch die Curare-Wirkung sich nicht vollständig antagonisieren ließ. Durch die antiacidotische Therapie unter assistierter Beatmung konnte die schwere Kreislauf- und Ateminsuffizienz sowie der „partielle neuromuskuläre Block" rasch behoben werden.

Da ich in letzter Zeit ähnlichen postoperativen Komplikationen auch in anderen Krankenhäusern begegnet bin, möchte ich an dieser Stelle nochmals auf die beachtliche postoperative Gefahr einer *nicht erkannten metabolischen Acidose* hinweisen. Das Problem stellt sich besonders in dem kleineren Krankenhaus, welches nicht über die apparativen Grundlagen verfügt, um z. B. eine gemischte oder sogar kompensierte Acidose nachzuweisen.

Die frühe Erkennung einer acidotischen Stoffwechsellage in der unmittelbar postoperativen Phase wird allzu leicht verzögert, da der Schockzustand auch auf anderen Ursachen beruhen kann, die – analog zur Acidose – ebenfalls zu einer kardiorespiratorischen Insuffizienz führen. Differentialdiagnostisch seien folgende Störungen erwähnt:

Hyperkapnie (Hypoventilation, Adipositas, Emphysem etc.)
Neuromuskuläre Nebenwirkung von Antibiotika (vor allem Streptomycin, Kanamycin, Neomycin, Polymycin)
Störungen des Kaliumstoffwechsels (Verschiebung des Verhältnisses von intra- und extracellulärem Kalium)
Niereninsuffizienz (verzögerte Elimination der Relaxantien)
Pseudo-myasthenisches Syndrom (hauptsächlich bei Bronchial-Carcinom)
Unbekannte, latente Myasthenia gravis

Obwohl die Differenzierung der Störungen nicht leicht ist, sollte man die blutgasanalytische Bestätigung einer Acidose nicht als Ultima ratio vornehmen. Die metabolische Acidose, gleichgültig welche Ursache ihr zugrunde liegt, ist ausnahmslos ein *lebensbedrohlicher Zustand* und bedarf einer sofortigen Pufferung und kausalen Therapie.

Das typische Bild des acidotischen Patienten am Ende der Anaesthesie läßt sich kurz wie folgt beschreiben: das Aufwachen ist verzögert, das Bewußtsein bleibt trotz Sauerstoffzufuhr getrübt, die Spontanatmung ist nicht ausreichend und oft paradox. Ein partieller neuromuskulärer Block wird vorgetäuscht, wobei beim Einatmen ein typisches Rucken des Kehlkopfes auffällt. Periphere Mangeldurchblutung, Hypotonie, Tachykardie und evtl. Arrhythmie lösen ein Circulus vitiosus aus. Die konventionelle Behandlung (Beatmung, Transfusion und Vasopressoren) kann den progressiven Verlauf des Schockgeschehens nicht mehr aufhalten: die Acidose bedingte Sauerstoffuntersättigung der Organe, die Verminderung der Herzleistung und die zunehmende pulmonale Stauung führen unausweichlich zum Exitus letalis. Einzig die frühzeitige Normalisierung des Säure-Basen-Haushaltes kann das geschilderte „postoperative Syndrom" beeinflussen. Schon eine partielle Kompensierung der Stoffwechselentgleisung (antacidotische Substanzen, Dextranzufuhr, künstliche Beatmung) führt zu einer dramatischen Besserung. Gleichzeitig mit dem Abklingen der metabolischen Acidose verschwindet meistens schlagartig auch die schwere kardiorespiratorische Insuffizienz. Wiederholte Blutgasanalyse, Flüssigkeitsbilanz, kontinuierliche Messung des Zentralvenendruckes und der Urinausscheidung, Bestimmung des Blutvolumens sowie Kontrolle des Elektrolythaushaltes sind maßgebend für eine weitere erfolgreiche Therapie.

Beobachtungen bei Stoffwechselalkalosen

Von **A. Benke, G. Pramesberger** und **W. Unger**

Aus der II. Chir. Abt. der Krankenanstalt Rudolfstiftung, Wien
(Vorstand: Prof. Dr. P. KYRLE)

Vor 50 Jahren hatten VAN SLYKE und CULLEN die Begriffe „metabolische Acidose" und „Alkalireserve" in die Medizin eingeführt; seitdem gibt es immens viele Publikationen über den Säure-Basen-Haushalt und dessen Störungen. Vielfach steht das Thema „Acidose" im Vordergrund, besonders im Zusammenhang mit akut lebensbedrohlichen Zuständen und den Problemen der Wiederbelebung. Im Gegensatz dazu werden Alkalosen etwas stiefmütterlich behandelt; auch wenn diese weniger häufig auftreten (Tab. 1) und nicht so akut wie Acidosen verlaufen, sind sie aber immer Ausdruck einer tiefgreifenden Störung des Organismus: An der Chirurgischen Klinik Marburg verstarben 1964 von 12 Fällen mit schwerer metabolischer Alkalose 9, davon 4 unmittelbar an dieser Stoffwechselentgleisung [1]. Unser besonderes Interesse galt den diversen Ursachen bei der Entstehung einer metabolischen Alkalose, zum Großteil an Patienten in der postoperativen Phase.

Tabelle 1. *Störungen des Säure-Basen-Haushaltes (Methode nach* Astrup *und* Siggaard-Andersen), *Gesamtübersicht*

metabolische Alkalose	respirat. Alkalose	metabolische Acidose	respirat. Acidose	kompensiert und 0	Total
113	111	463	54	275	1016

Von 113 Fällen metabolischer Alkalose konnten wir 105 genau erfassen: die Ursachen sind in Tab. 2 zusammengestellt.

Tabelle 2. *Ursachen metabolischer Alkalosen bei 105 Fällen*

Hypochlorämie und Hypokalämie	75
Iatrogen (Überkorrektur von Acidosen)	10
Magen-Darmblutungen + massive Transfusion	6
Leberkoma	4
„Spätinsuffizienz"	4
Medikamentös	6
	105

1. Metabolische Alkalosen bei Hypochlorämie und Kaliummangel

Hier handelt es sich um 75 durchwegs abdominell Erkrankte (operiert an Magen, Darm, Galle, mit Ileus und Peritonitis sowie um 4 konservativ behandelte Fälle mit Pankreatitis), welche durch Sondenabsaugung oder Erbrechen Magensaft und Dünndarminhalt verloren. Schon zu Beginn war bei allen der Chloridwert erniedrigt, während die Kaliumwerte anfangs noch bei 37 Patienten (ca. die Hälfte) normal waren und Veränderungen sich erst später zeigten. Eine weitere Ursache lag zuerst auch in unserer zu zaghaften Behandlung; andererseits gelang es trotz exakter Bilanzierung nicht immer, die Verluste auszugleichen. Dies mag auch mit der Schwere der primären Erkrankungen zusammenhängen: Aus dieser Gruppe verstarben 30 Patienten.

Gestatten Sie bitte gleich hier einige Bemerkungen zur Therapie:

a) Wir brauchten im Durchschnitt 8 Tage, um eine schwere metabolische kalium- und chloridmangelbedingte Alkalose zu korrigieren. Die ätiologischen Zusammenhänge sind im Schrifttum ausführlich behandelt (FLEISCHER-FRÖHLICH [9]).

b) Die Zufuhr von n/5 oder n/10 HCl (FRICK u. SENNING nach einer Idee von ELKINGTON u. DANOWSKI [2]) verursachte eine ausgedehnte Beckenvenenthrombose bei einer 21jährigen Ileuspatientin; GOTTLOB u. ZINNER [3] konnten zeigen, daß pH-Verschiebungen und vor allem Cl-Ionen die Intima der Venen so schwer schädigen, daß die Gefäße unweigerlich thrombosieren. Wir lehnen daher die HCl-Gaben strikt ab und bevorzugen Lysinchlorid, das selbst bei geschädigter Nieren- oder Leberfunktion harmlos ist.

2. Iatrogene metabolische Alkalosen

sahen wir bei 10 Patienten, die Lactat bzw. Bicarbonat oder Tris in einem Ausmaß erhielten, welches den jeweiligen Bedarf überstieg. Bei 2 Fällen mit toxischem Schock war eine erniedrigte „Alkalireserve" der Anlaß zur Überdosierung, bis eine Blutgasanalyse die wirklichen Veränderungen aufhellte; 8 Fälle von Tris-Überdosierung mit Alkalosen bis zu einem BE von +5 lagen in einem benachbarten Kinderspital[1], entstanden im Zuge von Wiederbelebungsmaßnahmen bei Atem- und Herzstillständen und bei schwerem Schock; ihre Korrektur gelang immer ohne Schwierigkeiten.

3. Alkalosen nach Magen-Darm-Blutungen und massiven Transfusionen von Konservenblut

sahen wir bei 6 Patienten (und zwar 4 Magenblutungen, 1 blutendes Duodenalulcus und 1 in das Sigma perforiertes Aortenaneurysma), welche

---

[1] Mauthner-Markhofsches Kinderspital, Prim. Dr. WURNIG

jeweils 5, 4, 7, 8, 10 und 15 Konserven zu 500 ml erhalten hatten. Alle hatten normale Werte für K und Cl; der Basenüberschuß war bis auf $+4,2$ angestiegen. Bei unseren Patienten, die alle 4 und mehr Konserven erhalten hatten, konnten wir alkalotische Veränderungen beobachten. Eisterer u. Steinbereithner [4] führten die Stoffwechselalkalose bei 3 von ihnen beobachteten Fällen auf die großen Citratmengen zurück, die der geschädigte Organismus nicht in seinen Intermediärstoffwechsel einbauen konnte. Wir vermuten, daß die Resorption der Zerfallsprodukte alten Blutes aus dem Darm auch als Ursache eine Rolle spielt.

4. Stoffwechselalkalose bei Leberkoma

Bei diesen 4 Fällen, deren Leberzerfall autoptisch und durch Laborbefunde gesichert war, sahen wir Alkalosen mit BE-Werten bis $+12$! Die Werte für K und Cl waren im Bereich der Norm.

Meist besteht beim Leberkoma eine dekompensierte metabolische Alkalose (Müting u. Mitarb., Vanamee u. Mitarb. [5, 6]), doch kann terminal auch eine Acidose beobachtet werden. Zur Hyperammoniämie ist zu bemerken, daß Ammoniak im Blut bei einem pH von 7,4 überwiegend, und zwar zu 97,5% als Ammonium-Ion (NH_4^+), aber auch zu 2,5% physikalisch gelöst vorhanden ist. Bemerkenswert ist, daß der physikalisch gelöste Anteil von Ammoniak bei steigender Alkalose ebenfalls zunimmt. Der pathologische Ammoniakspiegel und sein Circulus vitiosus bei reduzierter Leberfunktion verursachen eine Alkalose, deren Ätiologie ähnliche Voraussetzungen hat wie jene, welche nach massiven Darmblutungen beobachtet werden kann.

5. Metabolische Alkalose bei der sogenannten „Spätinsuffizienz" nach Bolt u. Gerlach [7]

Treten bei Patienten, welche bei chronisch schlechten Ventilationsverhältnissen eine respiratorische Acidose entwickeln und diese Acidose durch Speicherung von Alkali kompensieren, pulmonale Komplikationen (Pneumonie, Atelektasen) auf, entwickelt sich klinisch das Bild einer schweren Ateminsuffizienz, die sich aber unter Beatmungshilfen (Respirator, O_2-Zufuhr) nicht bessert: Der Kompensationsmechanismus wird empfindlich gestört, denn der Patient steht unter einem „doppelten Zwang", indem die Hypoxie mehr, die Alkalose weniger Ventilation fordert; (die Beatmung macht die Alkalose manifest). Bei diesen Fällen ist allein erfolgreich die Behandlung der metabolischen Alkalose mit Lysinchlorid und die Zufuhr von CO_2. Wir konnten 4 derartige Fälle beobachten, und zwar

2 nach thorakalen Eingriffen mit anschließenden pulmonalen Komplikationen sowie 2mal bei abdominell operierten, deren chronisches Emphysemleiden durch Rippenfrakturen und Pleuritis kompliziert wurde.

6. Alkalosen, bedingt durch i.v.-Infusionen von hoch dosiertem Penicillin (10 bzw. 20 Millionen E Penicillin in 250 ml 5%iger Laevulose innerhalb 20 min)

Zufällig konnten wir bei einem jugendlichen Osteomyelitispatienten im Anschluß an eine Penicillininfusion eine metabolische Alkalose feststellen; eine gleichsinnige Veränderung zeigte sich bei einer Sepsispatientin, welche auf die Infusion allein einen Rückgang ihrer metabolischen Acidose zeigte.

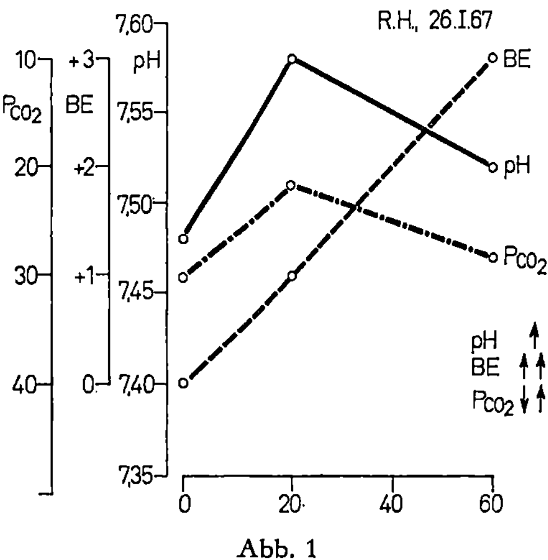

Abb. 1

Auch nach der analogen Anwendung bei 2 Kindern (mit BE-Werten von + 6,8 und + 8,5) schien eine ähnliche Tendenz zur Alkalose zu bestehen. Bei kritischer Sichtung unserer Unterlagen zeigte sich nun folgendes Bild: 3 Patienten zeigten eine reine metabolische Alkalose (Abb. 1), 3 eine kombinierte metabolisch-respiratorische (Abb. 2) und weitere 3 eine überwiegend respiratorische Alkalose. Die letzteren Resultate wurden deutlich, als wir systematisch unmittelbar nach, bzw. 1 und 2 Std später Bestimmungen durchführten. Nach 6 und 12 Std war der Ausgangswert wieder erreicht. Diese sehr differenten Untersuchungsresultate stehen im engen Zusammenhang mit der die Natriumausscheidung fördernden und bei geschädigter Niere beeinträchtigten Diurese nach hochdosierten Penicillingaben. Penicillin an sich ist eine milde Säure, zu vergleichen mit Lactat oder Citrat. (Die 10 Mill. Penicillininfusion enthält nicht mehr als 16,8 mVal Na [HOHENEGGER u. SPITZY (8)].)

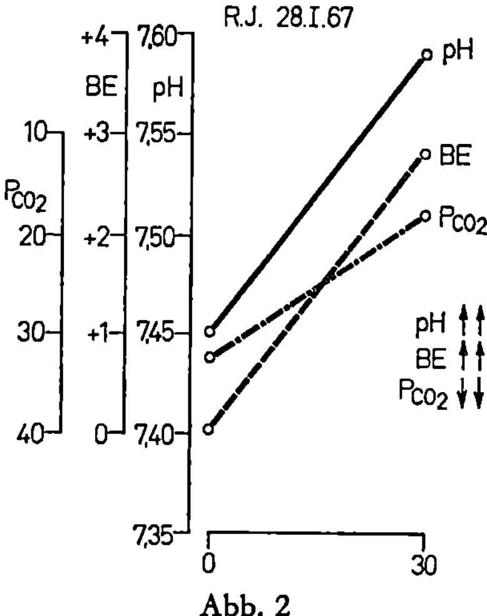

Abb. 2

Zusammenfassung

Wir erlauben uns darauf hinzuweisen, daß postoperativ neben den bekannten Ursachen, wie Chlorid- und Kaliummangel und alkalisierende Substanzen im Überfluß auch andere, wie abwegige Abbauvorgänge beim Leberkoma, die Kompensationsmechanismen des chronisch Lungenkranken sowie Penicillin in hohen Dosen als Ursache wirksam sind. Die Behandlung erfordert Geduld, kontinuierliche Kontrolle der Blutgaswerte und Laborbefunde und nicht zuletzt ein sehr weitgehendes Eingehen auf die Konsequenzen, die aus der Natur des Grundleidens erwachsen.

Literatur

1. Sommerkamp, H., I. Staib u. J. Maurath: Bruns Beitr. klin. Chir. **209**, 483 (1964).
2. Frick, P. G. u. A. Senning: Dtsch. med. Wschr. **40**, 1924 (1963).
3. Gottlob, R. u. G. Zinner: Wien. klin. Wschr. **1965**, 149.
4. Eisterer, H. u. K. Steinbereithner (im Druck).
5. Müting, D., H. Reikowski, W. Eschrich, H. Buhl u. G. A. Jutzler: Dtsch. med. Wschr. **91**, 1449 (1966).
6. Vanamee, P., J. W. Popell, A. S. Glicksman, H. T. Randall u. K. E. Roberts: Arch. Intern. Med. **97**, 762 (1956).
7. Bolt, W. u. H. A. Gerlach: Erster Europ. Kongreß für Anaesthesiologie, Fortbildungskurse 1/10.
8. Hohenegger, M. u. K. H. Spitzy: Arzneim.-Forsch. (Drug Res.) **16**, 1345 (1966).
9. Fleischer, W. u. E. Fröhlich: Elektrolyt-Kompendium, 99 ff. Basel/Stuttgart: Benno Schwabe 1960.

Beitrag zur Frage der Sauerstoffaufnahme und adäquaten Ventilation in Hypothermie

Von **R. Gattiker, R. Terzic** und **G. Hossli**

Aus dem Institut für Anaesthesiologie der Universitätskliniken des Kantonsspitals Zürich (Direktor: Prof. Dr. G. HOSSLI)

Um einen Einblick zu erhalten in die Stoffwechsel- und Ventilationsbedürfnisse bei kontrollierter mäßiger Hypothermie durch Oberflächenkühlung, wurden einerseits Messungen der Sauerstoffaufnahme und anderseits eine Untersuchung mit entsprechend variierter Ventilation gemacht.

A. Sauerstoffaufnahme

In Ergänzung unserer früheren Untersuchungen (HOSSLI, 1962) wurde bei 18 Patienten (von 5–61 Jahren; mittleres Alter 30 Jahre) die O_2-Aufnahme in mäßiger Hypothermie während Lachgas-Halothan-Narkose unter Muskelerschlaffung und Beatmung mit dem Engström-Respirator mit dem EHN-Spirometer (ENGSTRÖM u. Mitarb., 1961) gemessen.

Die Veränderung der Mittelwerte bei langsamer Oberflächen-Abkühlung und -Wiedererwärmung ist charakteristisch (Abb. 1): Die O_2-Aufnahme sinkt zunächst rasch, dann langsamer ab, um bei 30 °C 65 % (70 ml/min/m² STPD) anzunehmen. Bei der Wiedererwärmung steigt die O_2-Aufnahme anfänglich rascher, später verzögert an und erreicht schon bei 34 °C wieder den Ausgangswert. Die Streuung ist allerdings in allen Temperaturbereichen erheblich – nämlich 11–20 % – und die individuellen Unterschiede sind sehr groß: so kann z. B. die O_2-Aufnahme selbst bei 30 °C bei einem Patienten 25 ml/min/m² und bei einem anderen 118 ml/min/m² betragen (Variationsbreite von 93 ml/min/m²).

Die meisten bisher publizierten Daten über den Sauerstoffverbrauch in Hypothermie stammen aus Tierversuchen. So fand SENNING (1954), ähnlich den klassischen Beobachtungen von BIGELOW u. Mitarb. (1950) und von HORVATH u. Mitarb. (1953), bei Blutstromkühlung am Hund eine etwa lineare Abnahme bis auf 20 °C, wo die O_2-Aufnahme auf weniger als 1/10 derjenigen bei Normothermie abgesunken war. BIGELOW hatte bei 30 °C eine Reduktion um annähernd 50 % beobachtet, GOLLAN u. Mitarb. (1952) eine solche auf $^1/_3$ bei 27–30 °C.

Die in unseren eigenen Untersuchungen gemessenen Werte am Menschen ergeben dagegen nur eine Verminderung auf etwa $^2/_3$ bei 30 °C gegenüber der Sauerstoffaufnahme des narkotisierten, relaxierten und beatmeten Patienten bei Normothermie. Dieses Resultat deckt sich weitgehend mit den Untersuchungen von Rolly (1965).

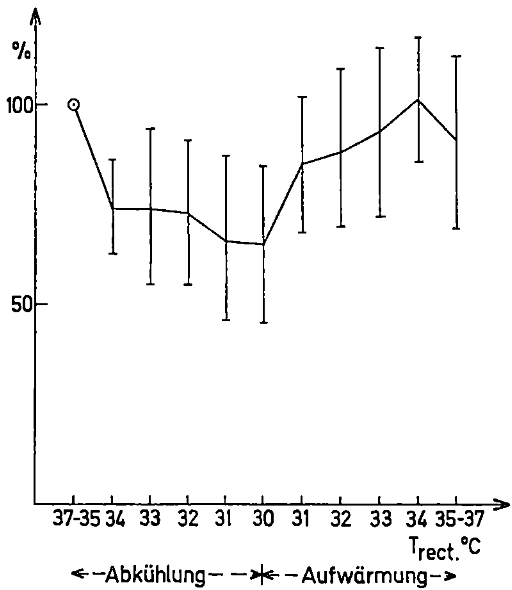

Abb. 1. Sauerstoffaufnahme in Hypothermie (Mittelwerte und Streuungen) von 18 Patienten in Prozent ihres Kontrollwertes bei 37–35 °C T. rect.

Bei der Interpretation der Ergebnisse ist zu berücksichtigen, daß mit spirometrischen Methoden naturgemäß lediglich die O_2-*Aufnahme* des Organismus gemessen werden kann. Während der Abkühlung wird jedoch ein Teil des aufgenommenen Sauerstoffs nicht im Stoffwechsel *verbraucht*, sondern vermehrt gelöst. Diese Sauerstoffmenge wird während der Erwärmung wieder frei und steht für die Verbrennungsvorgänge zur Verfügung. O_2-Aufnahme-Messungen während der Abkühlung bzw. Wiedererwärmung ergeben somit nur annähernd Aufschluß über die effektive Stoffwechsellage.

B. Ventilation

Die Herabsetzung der Sauerstoffaufnahme und damit des Gesamtstoffwechsels bei 30 °C auf rund $^2/_3$ des Wertes bei 37 °C läßt nun auch die Frage nach der diesen Umständen angepaßten Ventilation aufkommen. Die allgemeine Tendenz zu leichter Hyperventilation bei kontrollierter Oberflächen-Hypothermie hat ihren Hauptgrund vor allem in der Furcht vor dem Kammerflimmern (Swan u. Mitarb., 1955), welches allerdings am häufigsten bei mit Barbituraten narkotisierten und nicht kontrolliert beatmeten Laboratoriumstieren beobachtet wurde (Severinghaus, 1959). Bei Hyperventilation findet man aber oft eine beträchtliche respiratorische Alkalose.

Dies hat den Nachteil, daß die durch die niedrige Temperatur bedingte Verschiebung der Sauerstoffdissoziationskurve in Richtung der niedrigen Spannungen durch niedrige pCO_2- und hohe pH-Werte noch verstärkt wird. Daraus ergibt sich eine weitere Erschwerung der Abgabe des Sauerstoffs an das Gewebe, was besonders in den Phasen der Abkühlung und Aufwärmung, in denen beträchtliche Temperaturgradienten innerhalb des Organismus auftreten, zu regionaler Mangeloxygenation mit metabolischer Acidose führen kann. Die Kohlensäurespannung im Blut ist außerdem praktisch der alleinige Regulator der cerebralen Durchblutung; sie wird durch Hypokapnie beträchtlich reduziert. Dabei besteht aber nicht nur die Gefahr der schlechten Sauerstoffversorgung, sondern auch die der langsameren Abkühlung des Gehirns gegenüber anderen Regionen (PAYNE u. Mitarb., 1963). Dies spielt vor allem eine Rolle bei Operationen am offenen Herzen, wie z. B. Verschluß eines Vorhofseptumdefektes mit Kreislaufunterbruch, wo die Hypothermie ja gerade zum Schutz des Gehirns gefordert wird. Wenn auch nicht im selben Maße wie die Gehirndurchblutung werden doch das Herzzeitvolumen (Schlagvolumen) und die periphere Durchblutung mit höheren CO_2-Spannungen ebenfalls verbessert (GATTIKER u. Mitarb., 1966).

Diese Überlegungen führten uns zu den im folgenden beschriebenen Ventilations- und Blutgasuntersuchungen an Patienten, bei denen eine Hypothermie zum Schutz empfindlicher Organe, wie z. B. der Nieren oder des Rückenmarks bei Eingriffen an den Nierengefäßen oder an der Aorta verlangt wurde, der Kreislauf jedoch nie ganz unterbrochen wurde.

10 Patienten mit einem Durchschnittsalter von 53 Jahren wurden in Lachgas/Sauerstoff-Halothan-Anaesthesie mittels mit Eiswasser durchströmter Kühlanzüge auf rund 30 °C Rectaltemperatur abgekühlt und mit dem Engström-Respirator beatmet. Unter Kontrolle der arteriellen Blutgase und direkter intraarterieller Blutdruckmessung wurde die nach dem Engstöm-Nomogramm (1959) berechnete alveoläre Ventilation für Normothermie nach einem vorläufig aufgestellten Schema reduziert, und zwar auf rund 66% der Norm zwischen 33 und 31 °C und auf rund 50% in der Stabilisationsphase der Hypothermie, d. h. bei 30–29 °C Rectaltemperatur. Die Ventilationsrate wurde in gleichem Maße verändert, so daß das Atemvolumen konstant blieb. An der Herabsetzung der pCO_2 bei niedrigen Temperaturen sind zwei Faktoren beteiligt: einerseits ist die CO_2-Produktion vermindert, anderseits ist die Löslichkeit erhöht. Deshalb haben wir die prozentuale Reduktion der Ventilation absichtlich etwas größer gewählt als dem gemessenen Sauerstoffverbrauch entsprechen würde. pH und pCO_2 wurden nach der Methode von Astrup (1956) bei 38 °C bestimmt unter Benützung der pH-Temperatur-Korrekturfaktoren nach Rosenthal (1948) und der pCO_2-Temperatur-Korrekturfaktoren nach Siggaard-Andersen (1963). Die pO_2 wurde mit einer Clark-Elektrode, die Sauerstoffsättigung

mit einem Haemoreflektor gemessen. pH- und pCO_2-Werte dieser 10 Patienten wurden mit den Werten einer früheren Serie von 19 Patienten mit einem Durchschnittsalter von 46 Jahren und gleichen chirurgischen Eingriffen, die nach der an der Klinik sonst üblichen Methode leicht hyperventiliert worden sind, verglichen[1].

Die Unterschiede von pCO_2 und pH zwischen den beiden Gruppen sind auf allen Temperaturstufen signifikant, außer am Anfang bei 37–35 °C und am Schluß bei der gleichen Temperatur, bei der übrigens alle Patienten spontan atmeten (Abb. 2, Tab. 1).

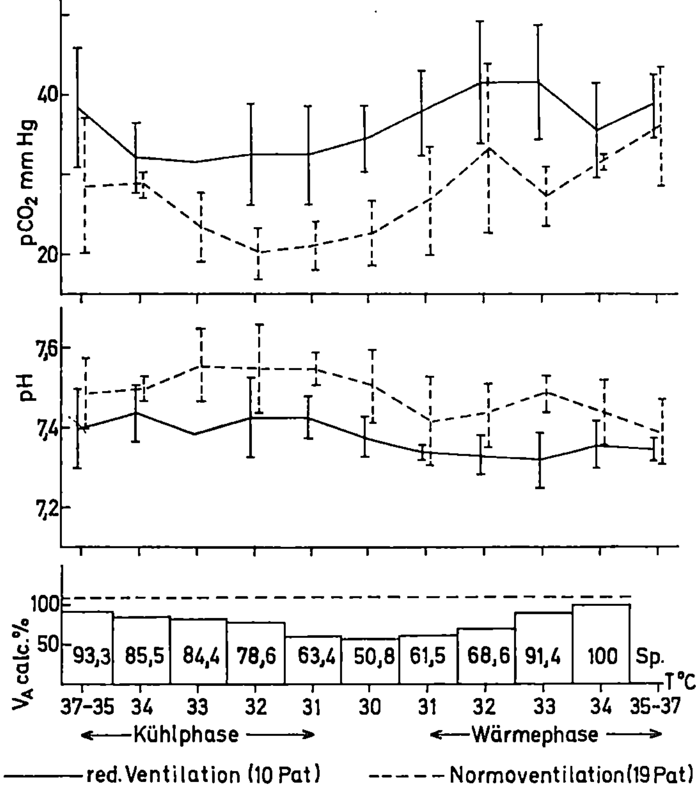

Abb. 2. pCO_2 und pH (Mittelwerte und Streuungen) in Hypothermie von 10 Patienten mit reduzierter Ventilation (ausgezogen) und von 19 Patienten mit leichter Hyperventilation (gestrichelt). Zuunterst ist für beide Gruppen die durchschnittliche Ventilation in Prozent der berechneten alveolären Ventilation bei Normothermie ($\dot{V}_A$ calc.) angegeben

---

[1] In gleicher Weise wurden auch je 10 Patienten mit Links-Rechtsshunt, bei denen ein Vorhofseptumdefekt korrigiert wurde, auf beide Arten ventiliert. Da jedoch sowohl in der Gruppe mit reduzierter sowie in der mit leichter Hyperventilation durchwegs signifikant niedrigere pCO_2-Werte gefunden wurden als in den entsprechenden Gruppen mit Gefäßoperationen, bedarf der Grund dieses Verhaltens noch der weiteren Abklärung.

Tabelle. 1 *pCO$_2$ und pH in Hypothermie bei 10 Patienten mit reduzierter und bei 19 Patienten mit leichter Hyperventilation*

Phase der Hypothermie	Temp. rect. °C	Reduzierte Ventilation (N = 10)			Leichte Hyperventilation (N = 19)		
		Vent. % $\dot{V}_A$calc	pH	pCO$_2$	Vent. % $\dot{V}_A$calc	pH	pCO$_2$
Abkühlung	37–35	93,3	7,40 ± 0,10	38,6 ± 7,4	110	7,49 ± 0,09	28,4 ± 8,5
	34	85,5	7,44 ± 0,07	32,3 ± 4,5		7,50 ± 0,03	28,9 ± 1,2
	33	84,4	7,39	31,5		7,56 ± 0,09	23,6 ± 4,3
	32	78,6	7,43 ± 0,10	32,3 ± 6,4		7,55 ± 0,11	20,3 ± 2,9
	31	63,4	7,43 ± 0,05	32,5 ± 6,2		7,55 ± 0,04	21,4 ± 3,0
Stabilisation	≦ 30	50,8	7,38 ± 0,05	34,6 ± 4,1		7,51 ± 0,09	22,7 ± 4,1
Aufwärmung	31	61,5	7,34 ± 0,02	38,0 ± 5,4		7,42 ± 0,11	27,2 ± 6,8
	32	68,6	7,33 ± 0,05	41,6 ± 7,7		7,44 ± 0,08	33,4 ± 10,5
	33	91,4	7,32 ± 0,07	41,6 ± 7,3		7,49 ± 0,04	27,3 ± 3,6
	34	100	7,36 ± 0,06	35,4 ± 5,9		7,44 ± 0,08	31,5 ± 0,9
	35–37	spontan	7,35 ± 0,03	38,7 ± 4,0		7,39 ± 0,08	36,1 ± 7,5

Mit der auf diese Weise reduzierten Ventilation gelingt es, die pCO_2 zwischen 30 und 40 mmHg und das pH zwischen 7,30 und 7,40 zu halten. Bei konstant gehaltener leichter Hyperventilation (110%) dagegen sinkt die pCO_2 bis auf 20 mmHg, das pH bleibt über 7,40 und steigt in der Kühlphase bis auf 7,55. In der Wärmephase verläuft die pCO_2-Kurve nach oben und die pH-Kurve nach unten steiler als in der Kühlphase. Das pH scheint weitgehend durch die pCO_2 bestimmt zu sein, was die Vermutung erweckt, daß bei den durch die Hypothermie verlangsamten Stoffwechselvorgängen eine metabolische Kompensation in nützlicher Frist nicht erfolgt trotz der langen durchschnittlichen Anaesthesiedauer von rund 550 min.

Währenddem in Abb. 2 die eigentliche hypotherme Phase nur durch einen Mittelwert aus allen pro Patient in dieser Phase gemachten Messungen dargestellt ist, wurde diese für die Patienten mit reduzierter Ventilation in Abb. 3 genauer analysiert. Es zeigt sich, daß bei Beatmung mit 50–66% des

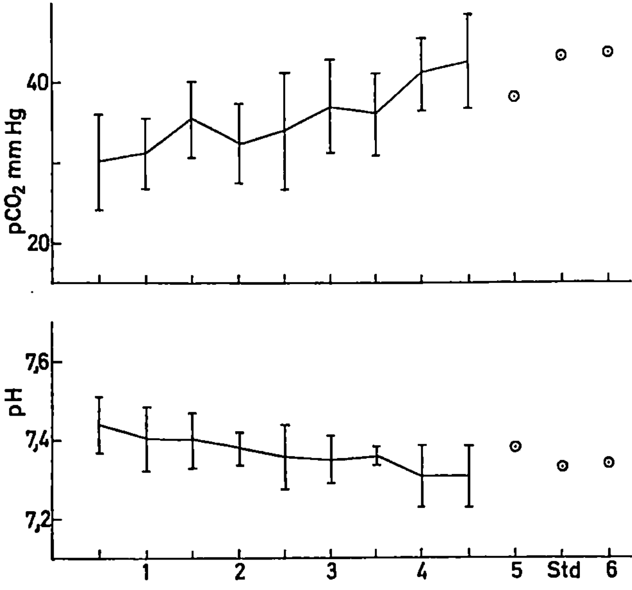

Abb. 3. pCO_2 und pH (Mittelwerte und Streuungen) von 10 Patienten mit reduzierter Ventilation (50–66%) während der Stabilisationsphase der Hypothermie bei 29–31 °C. Auf der Abszisse ist die Dauer in Stunden aufgetragen

Normalvolumens mit der Zeit eine leichte respiratorische Acidose eintritt, was bedeutet, daß die CO_2-Abatmungsrate hinter der Produktionsrate etwas zurücksteht. Will man dies vermeiden, oder würde die Phase der Hypothermie noch länger andauern, müßte die Ventilation entsprechend erhöht werden.

Man erwartet, daß bei höherer pCO_2 und damit besserer peripherer Durchblutung die Abkühlzeit von 37 auf 30 °C verkürzt wird. Mit unseren pCO_2-Differenzen zwischen den beiden Gruppen ist jedoch kein signifikanter Unterschied festzustellen. Dagegen liegen die niedrigsten Blutdruckphasen bei der Gruppe mit reduzierter Ventilation mit durchschnittlich 77% des Ruhe-Blutdruckes bedeutend höher als in der hyperventilierten Gruppe mit 66,4%. Sauerstoffsättigung und pO_2 verhielten sich in beiden Gruppen temperaturgemäß. Herzrhythmusstörungen wurden in keiner der beiden Patientengruppen beobachtet.

C. Schlußfolgerung und Zusammenfassung

Messungen der Sauerstoffaufnahme mit dem EHN-Spirometer an 18 Patienten in Hypothermie von 30 °C ergaben eine mittlere Reduktion auf $^2/_3$ des Ausgangswertes bei 37-35 °C in Narkose. Bei 10 weiteren Patienten wurde die Ventilation etwas mehr als diesem Wert entsprechen würde vermindert (auf 50 statt 66%). Damit konnten die pCO_2 und das pH annähernd im Normbereich gehalten werden mit Entwicklung einer leichten respiratorischen Acidose bei langer Dauer der hypothermen Phase. Bei einer Vergleichsgruppe von 19 leicht hyperventilierten (110%) Patienten fiel die pCO_2 bis auf 20 mmHg ab und das pH stieg bis auf 7,55.

Das adäquate Beatmungsvolumen in Hypothermie wird in der neueren Literatur viel diskutiert und ist noch keineswegs geklärt. Viele Autoren (OSBORN, 1953; BRINKMANN, 1962; ASTRUP, 1965; BROOM u. SELLICK, 1965) befürworten eine Normalhaltung der pCO_2- und pH-Werte oder sogar eine leichte respiratorische Acidose. Dies scheint zumindest vom Gesichtspunkt der besseren Kreislauf- und Sauerstoff-Versorgungsverhältnisse aus gesehen gerechtfertigt, es bleibt jedoch dahingestellt, ob es für den an und für sich unphysiologischen Zustand der Hypothermie beim Menschen (z. B. erhöhte Löslichkeit, niedrigere Gasdrucke und Anstieg der Dissoziationskonstanten pK′) überhaupt physiologisch sei.

Literatur

ASTRUP, P.: A simple electrometric technique for the determination of carbon dioxide tension in blood and plasma, total content of carbon dioxide in plasma, and bicarbonate content in "separated" plasma at a fixed carbon dioxide tension (40 mmHg). Scand. J. Clin. & Lab. Invest. 8, 33 (1956).

—, and K. ENGEL: Acid Base Problems in Hypothermia. Symposium Acid Base Balance. Arch. Int. Med. 116, 739–742 (1965).

BIGELOW, W. G., W. K. LINDSAY, R. C. HARRISON, R. A. GORDON, and W. F. GREENWOOD: Amer. J. Physiol. 160, 125 (1950).

BRINKMANN, R.: The Significance of CO_2 in deep Hypothermia. Ned. Tijd. for Geneeskunde 106, 332 (1962).

Broom, B., and B. A. Sellick: Controlled Hypercapnia in open Heart Surgery under Hypothermia. Lancet ii, 452 (1965).

Engström, C.-G., and P. Herzog: Ventilation Nomogram for Practical Use with the Engström Respirator. Acta chir. Scand. Suppl. 245, 37 (1959).

—, and O. Norlander: A Method for the Continuous Measurement of Oxygen Consumption in the Presence of inert Gases during Controlled Ventilation. Acta anaesth. Scand. 5, 115–128 (1961).

Gattiker, R., M. Rothlin u. G. Hossli: Herzzeitvolumen und cerebrale Durchblutung in Narkose bei Hypo-, Normo- und Hyperventilation mit dem Engström-Respirator. Acta anaesth. Scand. Suppl. XXIII, 191–198 (1966).

Gollan, F., P. Blos, and H. Schuman: J. appl. Physiol. 5, 180 (1952).

Horvath, S. M., B. K. Hutt, G. B. Spurr, and G. E. Stevens: Science 118, 100 (1953).

Hossli, G.: Die Anwendung der kontinuierlichen Sauerstoffaufnahmemessung während künstlicher Beatmung nach C.-G., Engström, P. Herzog u. O. P. Norlander in Hypothermie. Anaesthesist 11, 136–140 (1962).

Osborn, J. J.: Experimental Hypothermia: Respiratory and Blood pH Changes in Relation to Cardiac Function. Amer. J. Physiol. 175, 389–398 (1953).

Payne, W., R. A. Theye, and J. W. Kirklin: Effect of Carbon Dioxid on Rate of Brain Cooling during Induction of Hypothermia by direct Blood Cooling. J. surg. Res. 3, 54–59 (1963).

Rolly, G.: Etude de la consommation d'oxygène pendant l'hypothermie modérée provoquée. Acta anaesth. belg. 16, 135–141 (1965).

Rosenthal, T. B.: The effect of temperature on the pH of blood and plasma in vitro. J. Biol. Chem. 173, 25–30 (1948).

Senning, Å.: Extracorporeal Circulation combined with Hypothermia. Acta chir. Scand. 107, 516–524 (1954).

Severinghaus, J. W.: Respiration and Hypothermia. Ann. N.Y. Academy of Sciences 80, Art. 2, 384–394 (1959).

Siggaard-Andersen, O.: The acid base status of the blood. Baltimore, Md.: Williams & Wilkins 1963.

Swan, H., R. W. Virtue, S. G. Blount, and L. T. Kircher: Hypothermia in Surgery. Analysis of 100 clinical cases. Ann. Surg. 142, 382 (1955).

Das Verhalten des Lactat-Pyruvatspiegels und des Excesslactats bei Störungen des Säure-Basen-Gleichgewichts

Von **E. Kolb** und **J. Eckart**

Aus der Anaesthesieabteilung der Medizinischen Fakultät der Freien Universität
Berlin (Leiter: Professor Dr. med. E. Kolb)

Zur Beurteilung einer ausreichenden Sauerstoffversorgung des Organismus stehen uns eine Reihe von Meßwerten, wie arteriovenöse Blutgasdifferenz, die Kreislaufgrößen und das Standardbicarbonat u. a. zur Verfügung. Die meisten geben uns allerdings nur eine mittelbare Auskunft darüber, ob auch wirklich *alle* Gewebsbezirke suffizient mit Sauerstoff versorgt werden. Auf den Standardbicarbonatwert wirken neben Sauerstoffmangel noch die Nierenfunktion, Elektrolytverhältnisse und Ventilationsfaktoren ein.

Es schien uns daher zweckmäßig, die von HUCKABEE angegebene quantitative Behandlung von Veränderungen im Lactat-Pyruvatsystem während der Anaesthesie und in der Intensivpflege anzuwenden, um damit eine Aussage über das Vorliegen einer hypoxydotischen Stoffwechsellage zu bekommen, die sich bei Anwendung der üblichen Bestimmungsmethoden im Säure-Basen-Haushalt u. U. dem Nachweis entziehen kann. LUNDGARD-HANSEN hat das gleiche Verfahren bei der Hypothermie angewendet, wie Ihnen bekannt ist.

Die Konzentration von Lactat und Pyruvat stehen im Gleichgewicht mit denen von DPNH und DPN nach der Gleichung:

$$\frac{[\text{Lactat}]}{[\text{Pyruvat}]} = k \, \frac{[\text{DPNH}]}{[\text{DPN}]} \tag{1}$$

Wird in den Mitochondrien der Zelle, dem Hauptsitz der Oxydationsketten, infolge mangelnden Sauerstoffangebots die DPNH in vermindertem Ausmaß zu DPN oxydiert, muß auch eine Erhöhung des Lactat/Pyruvat-Quotienten eintreten. Da Lactat und Pyruvat frei durch die Zellmembran passieren, wirkt sich dies auch auf den Lactat/Pyruvat-Quotienten im EZR und Intravasalraum aus. Der von HUCKABEE aufgestellte Begriff des XL

$$XL = (L_n - L_0) - \frac{L_0}{P_0} \times (P_n - P_0) \tag{2}$$

gibt den Anteil des Lactatanstiegs wieder, der auf einer Änderung des Lactat/Pyruvat-Quotienten beruhen muß. Während ein Lactatanstieg bei gleichbleibendem Quotienten nach Glucosegabe und bei respiratorischer und metabolischer Alkalose beobachtet wird, läßt die Entstehung eines XL auf eine vermehrt hypoxydotische Stoffwechsellage des gesamten Organismus oder einzelner seiner Bezirke schließen.

Wir haben seit einem halben Jahr bei einer Reihe von Patienten während und nach großen Eingriffen den Verlauf der Lactat- und Pyruvatkonzentrationen im Blut verfolgt und dürfen Ihnen einige typische Befunde vorlegen.

Die Proben wurden entweder mittels Arterienpunktion oder aus einem Vena-Cava-Katheter gewonnen und sofort mittels eisgekühlter Trichloressigsäure denaturiert. Die Analyse erfolgte photometrisch nach der enzymatischen Methode (Testbesteck Boehringer). Die dem niedrigsten Lactat/Pyruvat-Quotienten zugehörigen Lactat- bzw. Pyruvatkonzentrationen wurden als L_0 bzw. P_0 in die Gl. (2) eingesetzt.

Bei einer 80jährigen Patientin (Abb. 1) wird wegen massiver Oesophagusvaricenblutung, die sich durch Behandlung mit der Sengstakensonde

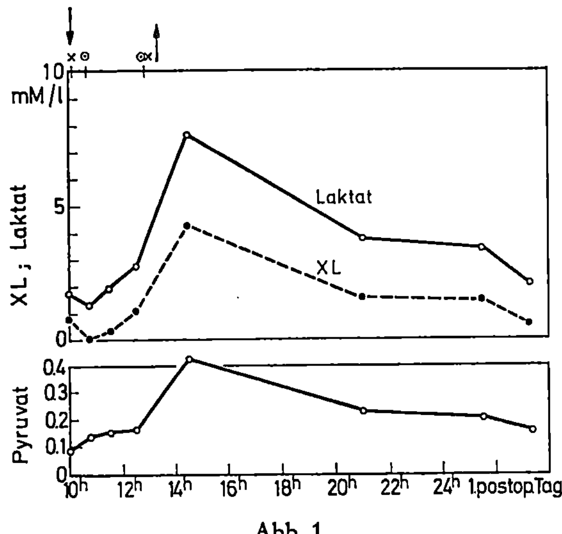

Abb. 1

nicht beherrschen läßt, eine porto-cavale Anastomose angelegt. Anaesthesie: Trapanal 150 mg, Succinylcholin 100 mg, Methylcurarin 25 mg, Lachgas-Sauerstoff, Distraneurin-Dauertropf 200 ml (0,8%ig).

Dauer der Narkose: 2 Std, 45 min. Vor Anaesthesiebeginn Volumensubstitution. Während der Operation weitere Blutverluste – Substitution 2500 ml. Zweimal Blutdruckabfall von 140 auf 90 mmHg systolisch. Dabei

zentrale Venendrucke von 17 bzw. 15 cm H_2O. Kurzfristiger Anstieg des
Venendrucks bis 22 cm H_2O. Dies ist als vorübergehende kardiale Lei-
stungsminderung zu deuten. Nach Anaesthesiebeginn Abfall des XL von
0,9 auf 0,0 mM/l. Dann Auftreten von XL-Werten bis 4,3 mM/l 90 min
post operationem. Innerhalb von 6 Std deutliche Rückbildung des XL.
Normalisierung am 1. postoperativen Tag. pCO_2, Standardbicarbonat und
pH waren nicht verändert. Weiterer Verlauf unauffällig, Entlassung nach
19 Tagen.

Während hier die Ausbildung des XL auf eine *allgemeine* Hypoxie
infolge einer vorübergehenden Kreislaufinsuffizienz zurückzuführen ist,
läßt sich der nächste Fall (Abb. 2) nur durch die Annahme von Sauerstoffmangel *in Teilen* des Organismus deuten.

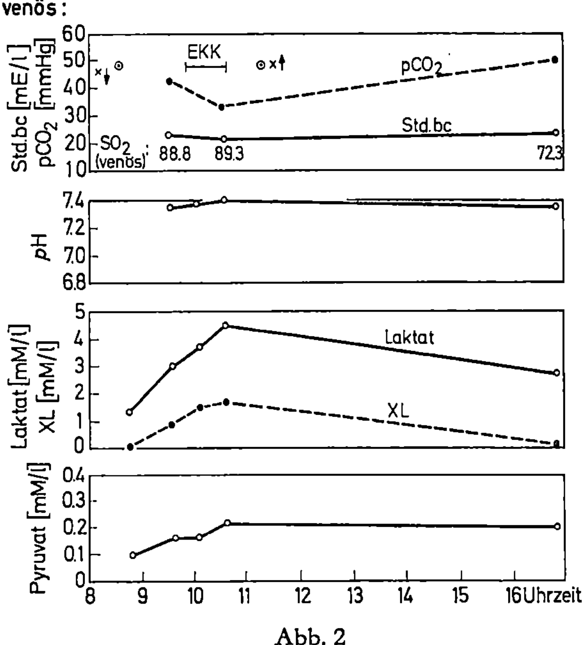

Abb. 2

Bei einem 10 Jahre alten Kind wird unter EKK ein Ventrikelseptum-
defekt verschlossen. Während des EKK steigt die Lactatkonzentration des
zentralen Venenbluts von 3,0 auf 4,45 mM/l an. Ein Teil dieses Anstiegs
kann auf den Abfall des pCO_2 von 42 auf 33 mmHg zurückgeführt werden.
Die Erhöhung des XL von 0,8 auf 1,6 mM/l weist jedoch auf eine hypoxydotische Stoffwechsellage hin, obschon die Sauerstoffsättigung (venös)
89,3% beträgt. Eine Änderung im Standardbicarbonat tritt nicht ein. 5 Std
nach Operationsende ist der XL wieder verschwunden. Ein rasch rever-
sibler Anstieg des XL während des EKK war bisher in allen von uns

untersuchten Fällen zu verzeichnen. Noch deutlicher wird die Beziehung zwischen der Lactat- und Pyruvatkonzentration und einer umschriebenen Hypoxydose im nächsten Fall:

Eine 62 Jahre alte Patientin (Abb. 3) kommt wegen massiver Oesophagusvaricenblutung nach mehrtägiger vergeblicher Sondenbehandlung

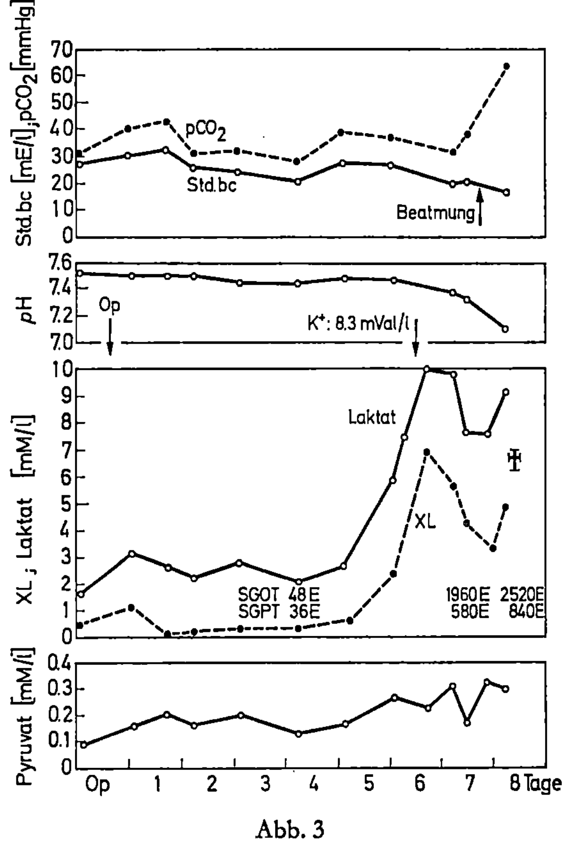

Abb. 3

zur Aufnahme. Nach Schocktherapie und Anfertigung eines Splenoportogramms Anlegung einer porto-cavalen Anastomose. Anaesthesie wie in Fall 1. Abgesehen von einem leichten Anstieg des XL auf 0,85 mM/l am Operationstag zunächst unauffälliger Verlauf. Am 6. postoperativen Tag Anstieg des XL, Serumkalium dabei 8,3 mVal/l. Sonst keine faßbaren Änderungen im Zustand der Patientin, insbesondere keine Anzeichen für allgemeine Hypoxie. Standardbicarbonat, pH und pCO_2 noch unverändert. Am folgenden Tag sehr starker Anstieg des XL bis auf 10,1 mM/l. Beginnende, noch nicht sehr ausgeprägte metabolische Acidose. Sehr starker Anstieg der Transaminasen. Nunmehr Verschlechterung des Kreislaufes

Anstieg des venösen pCO_2 bis auf 63 mmHg – Beatmung. Ausbildung eines Leberkomas. – Exitus.

Obduktion: Multiple, ausgedehnte, keilförmige nekrotische Bezirke im Leberparenchym, vorwiegend peripher gelegen. – Hier war neben der Erhöhung des Serumkaliums die Ausbildung eines XL das erste Zeichen für das Einsetzen einer Nekrotisierung von großen Teilen der Leber.

Auch medikamentöse Maßnahmen, die zu einer Kreislaufzentralisation führen, können von der Ausbildung eines XL gefolgt sein: Bei einem 57jährigen Patienten wird wegen massiver Blutung aus Oesophagusvaricen eine porto-cavale Anastomose angelegt (Abb. 4). Anaesthesie wie in Fall 1.

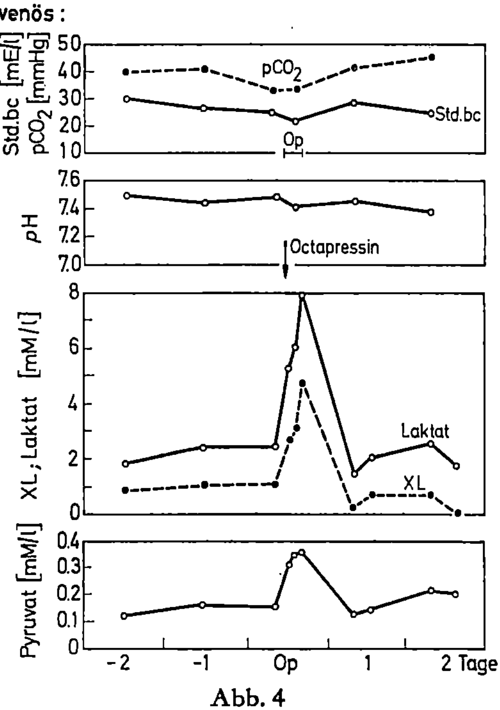

Abb. 4

Während des Eingriffs Gabe von 20 Einheiten Octapressin. Darauf Anstieg des zentralen Venendrucks von 5 auf 12 cm H_2O. Der arterielle Druck steigt von 140/90 auf 180/100 mmHg für 60 min. Es tritt eine ausgesprochene Blässe der Haut ein. Gleichzeitig Anstieg des XL von 1,0 bis 7,9 mM/l. Höchster Wert 90 min nach der Operation. Am folgenden Tag hat sich der XL zurückgebildet. Wir deuten diese Beobachtung, die wir mehrfach nach Octapressingabe anstellen konnten, als Folge der Kreislaufzentralisation, die durch diese Substanz bewirkt wird.

Die bisher demonstrierten Fälle zeigen, daß Änderungen im Lactat-Pyruvat-System nicht unbedingt mit Änderungen des pH, Standardbicarbonat und pCO$_2$ einhergehen müssen. Der letzte Fall (Abb. 5) zeigt das umgekehrte:

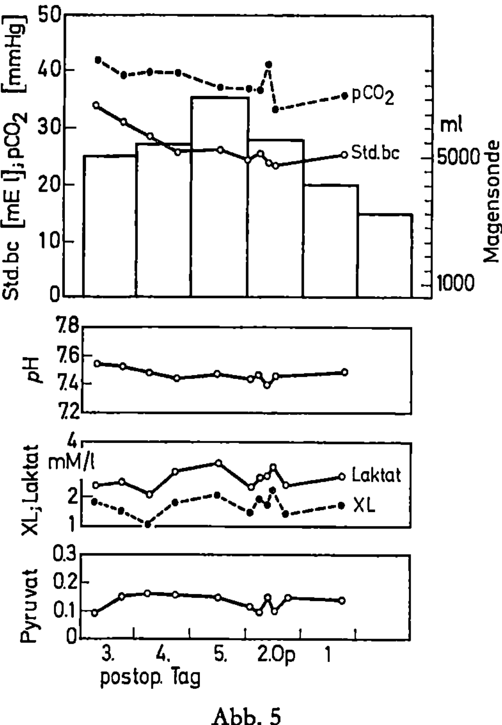

Abb. 5

Bei einem 45jährigen Patienten war wegen Verschlußikterus infolge eines inoperablen Pankreaskopfcarcinoms eine Choledochoduodenostomie vorgenommen worden. Postoperativ starker Reflux aus dem Magen. Am 3. postoperativen Tag Beginn der Beobachtung. Trotz der ausgeprägten metabolischen Alkalose liegen die Lactatwerte im Bereich der Norm. Auch während des Ausgleichs der Entgleisung im Säure-Basen-Haushalt durch entsprechende Substitutionstherapie treten keine deutlichen Veränderungen im Lactat-Pyruvat-System ein. Bis zum Zweiteingriff (Gastroenterostomie) konnte das Standardbicarbonat von 34,3 auf 24,5 mE/l gesenkt werden. Auch der Zweiteingriff selbst führt nicht zu sicheren Veränderungen der Werte.

Zusammenfassung

In der Anaesthesie und Intensivpflege können wir heute auf eine Vielzahl von klinischen, klinisch-physiologischen und klinisch-chemischen Daten nicht mehr verzichten. Auf Grund unserer Beobachtungen, von denen wir Ihnen in aller Kürze beispielhaft einige Stichproben zeigen durften, scheint uns die Erfassung des Lactat- und Pyruvatgehalts im Blut von zusätzlichem Nutzen zu sein. – Die Messung von Kreislaufgrößen, der arteriovenösen Blutgasdifferenzen, des Standardbicarbonats und des pH kann eine Minderversorgung mit Sauerstoff insbesondere dann nicht immer erfassen, wenn nur Teilgebiete des Organismus von ihr betroffen sind. Hier läßt sich durch die Bestimmung der Lactat- und Pyruvatkonzentration und die Errechnung des XL eine Auskunft über Ausmaß und Verlauf von hypoxydotischen Stoffwechselvorgängen gewinnen.

Literatur

HUCKABEE, W. E.: Relationships of pyruvate and lactate during anaerobic metabolism. I. Effects of infusion of pyruvate or glucose and of hyperventilation. J. clin. Invest **37**, 244 (1958).
— Relationships of pyruvate and lactate during anaerobic metabolism. II. Exercise and formation of O_2-debt. J. clin. Invest. **37**, 255 (1958).
— Relationships of pyruvate and lactate during anaerobic metabolism. III. Effect of breathing low-oxygen gases. J. clin. Invest. **37**, 264 (1958).
— Abnormal resting blood lactate. I. The significance of hyperlactatemia in hospitalized patients. Amer. J. Med. **30**, 833 (1961).
— Abnormal resting blood lactate. II. Lactic acidosis. Amer. J. Med. **30**, 840 (1961).
LEPPLA, W., H. KUMPOSCHT u. H. E. KELLER: Untersuchungen zur Biochemie und Klinik der Milchsäureacidose. In: Verh. dtsch. Ges. f. Inn. Med. München: Bergmann 1964.
LUNDSGAARD-HANSEN, P.: Sauerstoffversorgung und Säure-Basenhaushalt in tiefer Hypothermie. Berlin-Heidelberg-New York: Springer 1966.
WATERS, W. C. III, J. D. HALL, and W. B. SCHWARTZ: Spontaneous lactic acidosis. The nature of the acid- base disturbance and considerations in diagnosis and management. Amer. J. Med. **35**, 781 (1963).

Beurteilung und Therapie der Veränderungen von pH, pCO₂, HCO₃⁻ und pO₂ im Blut nach neuen Nomogrammen

Beurteilung und Therapie der Veränderungen von pH, pCO$_2$, HCO$_3^-$ und pO$_2$ im Blut nach neuen Nomogrammen

Von **N. Heisler** und **R. Schorer**

Aus der Anaesthesieabteilung der Universitäts-Kliniken Göttingen
(Leiter: Prof. Dr. J. STOFFREGEN)

Eine wesentliche Hilfe zur Differenzierung der Meßwerte pH, pCO$_2$, HCO$_3^-$ und pO$_2$ bilden graphische Darstellungen. Für eine klinische Anwendung sollten dabei die Forderungen: einfache und schnelle Handhabung, übersichtliche Einordnung möglichst weniger Meßwerte und Bestimmung weiterer davon abhängiger Werte, sowie quantitative Erfassung der therapeutischen Maßnahmen, erfüllt sein. Unter diesen Ge-

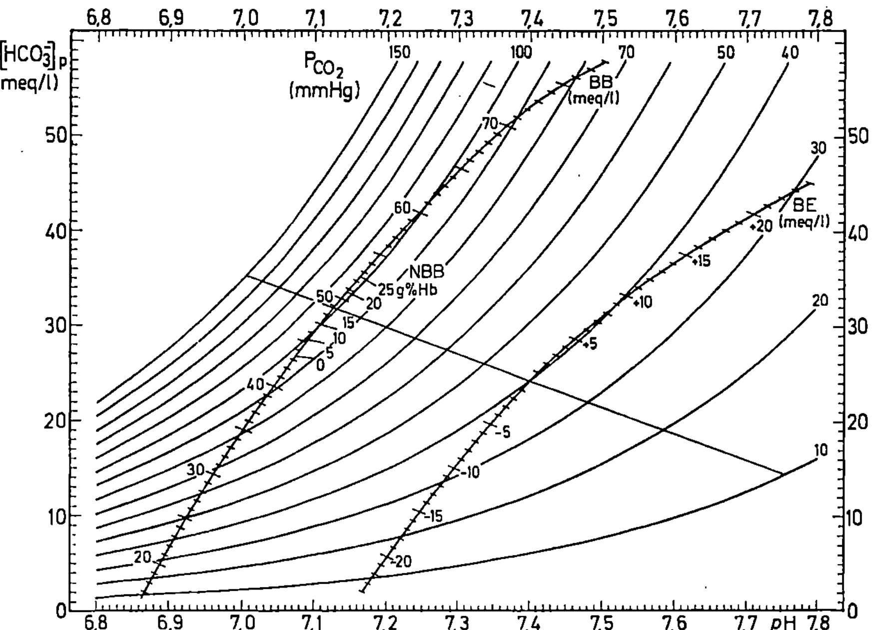

Abb. 1. Säure-Basen-Nomogramm im pH-HCO$_3^-$-Koordinatensystem mit Buffer-Base (BB) und Base-Excess-Kurve (BE). Darin eingetragen eine HCO$_3^-$-Bindungskurve für 15 g %

sichtspunkten konstruierten wir ein Säure-Basen-Nomogramm und ein graphisches Hilfsmittel zur Beurteilung des O_2-Druckes.

Die Abb. 1 zeigt das Säure-Basen-Nomogramm. Die Grundlage bildet eine graphische Darstellung der Henderson-Hasselbalch-Gleichung im pH-HCO_3^--Koordinatensystem. pH wurde auf der Abszisse, HCO_3^- auf der Ordinate in linearen Skalen aufgetragen. Die Isobaren für den CO_2-Druck bilden darin nach unten konvexe Linien. Sie wurden nach der Henderson-Hasselbalch-Gleichung berechnet, wobei pK' allerdings nicht als Konstante, sondern als vom pH abhängige Größe benutzt wurde.

In dieser Grunddarstellung liegen die Kurven für Buffer-Base (BB) links und Base-Excess (BE) rechts. Sie wurden nach den Meßergebnissen aus der Literatur berechnet. An der rechten Seite der Buffer-Base-Kurve findet sich die Skala der Normal-Buffer-Base, die den entsprechenden Hb-Konzentrationen zugeordnet sind. Die schräg durch das Nomogramm verlaufende Gerade ist die normale HCO_3^--Bindungskurve für eine Hämoglobin-Konzentration im Blut von 15 g%.

Zur Untersuchung des Säure-Basen-Gleichgewichtes hat sich die Messung des pH-Wertes und des CO_2-Druckes in Vollblutproben mit Glaselektroden bewährt. Diese beiden Meßwerte stellen im Nomogramm einen Meßwert dar.

Die Lage des Meßpunktes zu den in der nächsten Abbildung (Abb. 2) eingetragenen Vektoren, die vom Nullpunkt pH = 7,4 und pCO_2 = 40 mmHg, ausgehen, erlaubt eine Einordnung des Meßergebnisses nach Art der möglichen Störungen und deren Kompensationen. Auch auf der Isobaren für pCO_2 = 40 mmHg verlaufen Vektoren für metabolische Störungen, nach rechts Alkalose, nach links Acidose. An diese metabolischen Störungen schließen sich die respiratorischen Kompensationen in Richtung auf pH = 7,4 an.

Auf der HCO_3^--Bindungskurve verlaufen die Vektoren für respiratorische Störungen, nach rechts Alkalose, nach links Acidose. Auch hier schließen sich Pfeile für die renalen Kompensationen in Richtung auf pH = 7,4 an.

Nachdem der Meßpunkt nach pH-Wert, CO_2-Druck und Hämoglobin-Konzentration festgelegt ist, können alle weiteren Parameter des Säure-Basen-Gleichgewichtes abgelesen werden. Dazu wird zunächst eine Gerade durch den Nullpunkt der Base-Excess-Kurve und durch den entsprechenden Hämoglobinwert auf der Normal-Buffer-Base-Skala gelegt, und dann parallel bis durch den jeweiligen Meßpunkt verschoben. Auf dieser neuen Geraden lassen sich die weiteren Größen ablesen.

Dazu zwei Beispiele:

Auf der Abb. 3 ist der Meßpunkt 1 (M_1 unten) nach Meßwerten pH = 7,35; pCO_2 = 20 mmHg und Hb = 15 g% eingetragen. Sie kennzeichnen eine teilweise kompensierte metabolische Acidose. Die Gerade

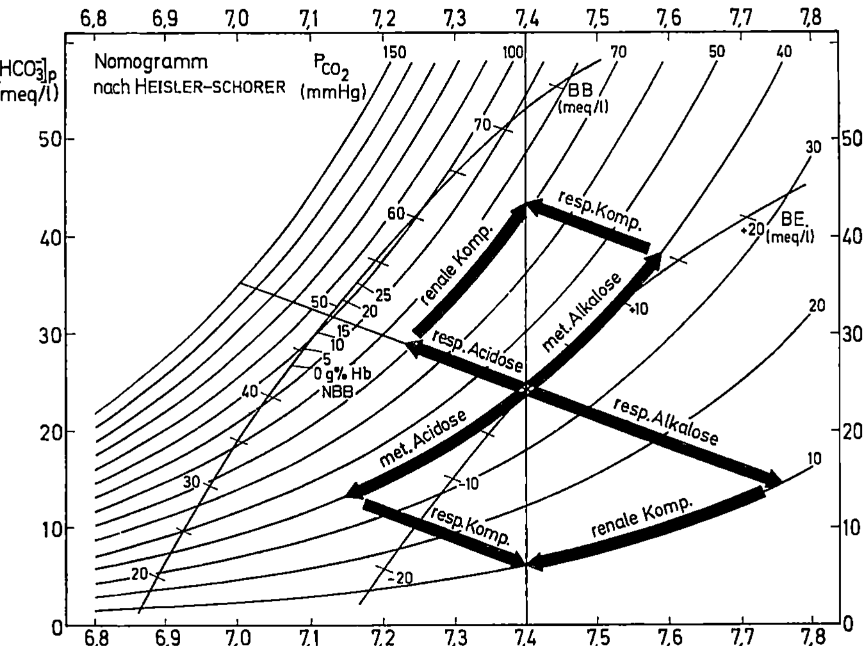

Abb. 2. Säure-Basen-Nomogramm mit Vektoren für die verschiedenen Störungen und deren Kompensationen

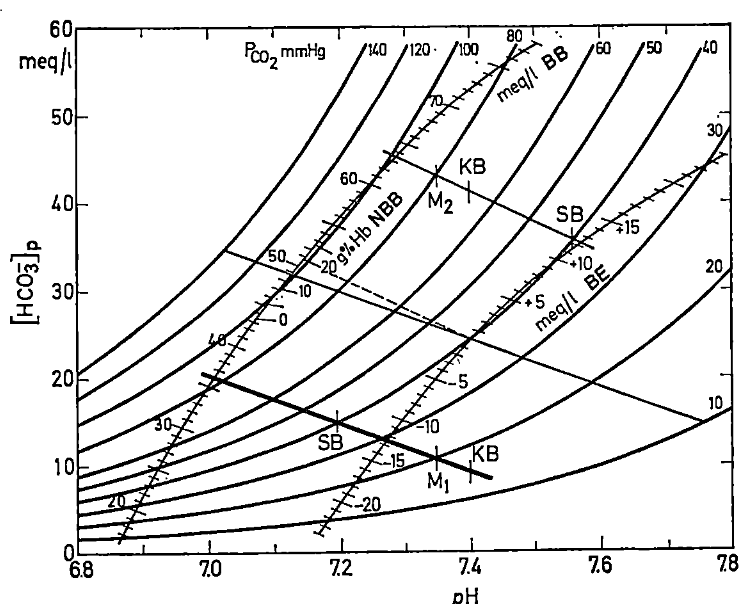

Abb. 3. Beispiel 1, untere Gerade. Metabolische Acidose, teilweise kompensiert, nach Meßpunkt 1 (M₁). Beispiel 2, obere Gerade (20 g% Hb). Respiratorische Acidose, teilweise kompensiert, nach Meßpunkt 2 (M₂). SB-Standardbicarbonat, KB-korrigierte Bicarbonat-Konzentration nach VAN SLYKE. Meßwerte und ermittelte Werte s. Text.

durch den Meßpunkt, die der normalen Hämoglobin-Konzentration wegen
parallel zur Nullpunktsgeraden verläuft, schneidet die Buffer-Base- und
Base-Excess-Skala. An den Schnittpunkten können die Werte für Gesamt-
buffer-Base und Base-Excess abgelesen werden. Für Base-Excess ergibt sich
hier ein Wert von —12,5 meq/l. Vom Schnittpunkt mit der Isobaren für
40 mmHg wird auf der Ordinate der Wert für Standardbicarbonat (SB) und
vom Schnittpunkt mit pH = 7,4 die korrigierte Bicarbonat-Konzentration
(KB) nach VAN SLYKE abgelesen, die aktuelle Bicarbonat-Konzentration
dagegen direkt vom Meßpunkt aus auf der Ordinate. Das zweite Beispiel
zeigt eine von der Norm abweichende Hämoglobin-Konzentration. Der
Meßpunkt 2 mit einer Hb-Konzentration von 20 g% kennzeichnet eine
teilweise kompensierte respiratorische Acidose.

Selbstverständlich ist eine Anwendung des Nomogramms auch mit der
Meßmethode nach ASTRUP möglich (Abb. 4). Hierbei entsprechen A_1 und

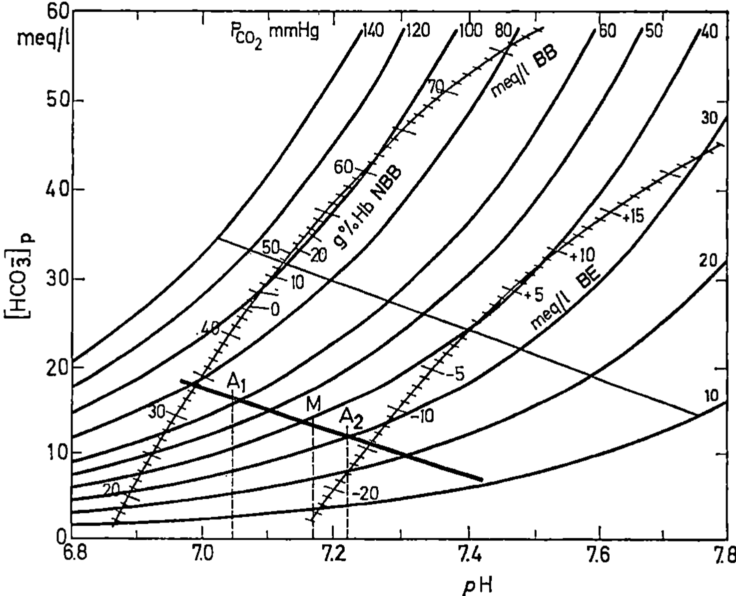

Abb. 4. Anwendung des Nomogramms nach der Astrup-Meßmethode. A_1 und
A_2 pH-Meßwerte nach Äquilibrierung. M = aktueller pH-Wert

A_2 den pH-Meßwerten bei Äquilibrierung mit 2 verschiedenen Gasen.
Der Meßpunkt M ist nach dem aktuellen pH-Wert auf der Verbindungs-
geraden festgelegt.

Die jeweils erforderlichen therapeutischen Maßnahmen ergeben sich aus
der Einordnung der Meßwerte in das Nomogramm. Die genaue quantitative Behandlung der metabolischen Störungen wird aus dem Base-Excess-

Wert berechnet: die zuzuführenden Milliäquivalente an Säure oder Base ergeben sich nach der Formel von Mellemgaard u. Astrup:

$$\text{extracellulärer BE} = 0,3 \cdot \text{BE}_{\text{Blut}} \cdot \text{kg KG}$$

Diese Formel gilt für die Behandlung der metabolischen Acidose mit Bicarbonat, dessen Wirkung primär auf die extracelluläre Phase beschränkt bleibt und die intracelluläre Acidose unbeeinflußt läßt. Bei Anwendung von THAM – z. B. Pehanorm – dessen nicht ionisierter Anteil intracellulär wirkt, ist der Faktor 0,3 zu klein und daher die Dosierung von Pehanorm höher als die nach der angegebenen Formel berechnete Menge zu wählen.

Zur Untersuchung des Gasaustausches stellt neben den Werten pH und pCO_2 der O_2-*Druck* im Blut die wichtigste Größe dar. Die überwiegend

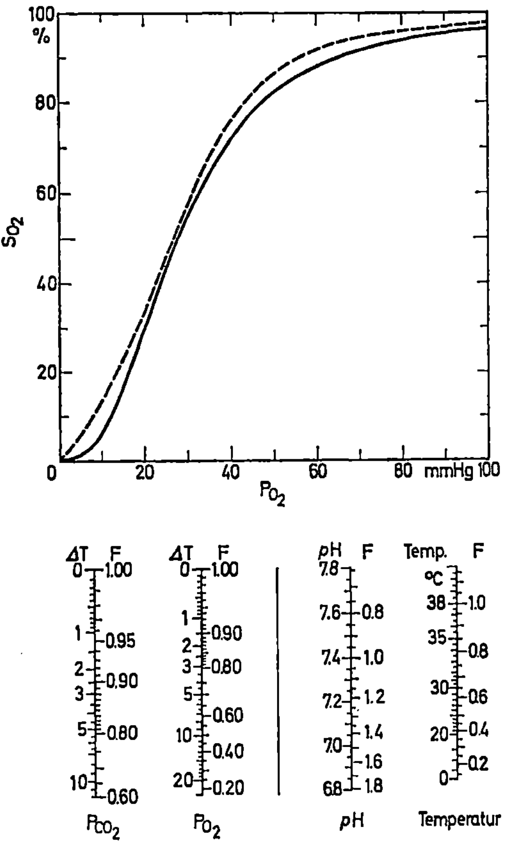

Abb. 5. O_2-Bindungskurve für 38 °C und pH 7,4 nach Bartels, Astrup und Engel mit Faktoren-Leitern zur Korrektur bei Temperatur- und pH-Abweichungen (rechts). Links Korrekturfaktoren für pO_2 und pCO_2 bei Differenz zwischen Patienten- und Meßtemperatur

bestimmte O_2-Sättigung ist besonders bei hohen O_2-Werten kein geeigneter Ersatz.

Bei Werten des arteriellen O_2-Druckes unter 100 mmHg kann mit Hilfe der von BARTELS, ASTRUP u. ENGEL neu festgelegten O_2-Bindungskurve (Abb. 5) der O_2-Druck aus der O_2-Sättigung ermittelt werden. Bei Abweichung der Temperatur von 38 °C und des pH von 7,4 läßt sich der so bestimmte O_2-Druck mit Faktoren-Skalen nach SEVERINGHAUS leicht umrechnen (Abb. 5 rechts).

Weichen im anderen Falle bei direkter Messung von pO_2 und pCO_2 die Patienten- und Meßtemperatur voneinander ab (ΔT), können die Meßwerte mit zwei weiteren Faktoren-Skalen entsprechend korrigiert werden (Abb. 5 links). Bei hohen O_2-Konzentrationen hat nur der O_2-Druck und nicht die Sättigung entscheidende Aussagekraft.

Sind inspiratorische O_2-Konzentrationen und arterieller O_2-Druck bekannt, lassen sich Rückschlüsse auf die Funktionsfähigkeit der O_2-Aufnahme in das Blut ziehen. Dazu ist unsere Darstellung der Beziehung zwischen inspiratorischem und arteriellem O_2-Druck geeignet (Abb. 6). In

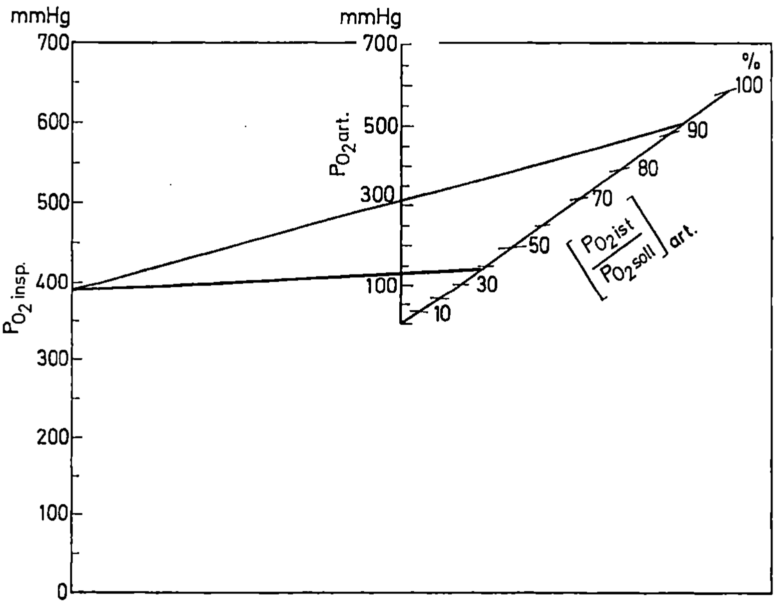

Abb. 6. Beziehungen zwischen inspiratorischem und arteriellem O_2-Druck bei pCO_2 40 mmHg mit Ist-/Soll-O_2-Druckgradient

Skalen sind aufgetragen inspiratorischer und arterieller O_2-Druck, sowie der Gradient des aktuellen O_2-Druckes zum Soll-O_2-Druck im arteriellen Blut. Wird z. B. bei einem inspiratorischen O_2-Druck von 390 mmHg im arteriellen Blut ein Wert von 310 mmHg gemessen, so beträgt der Gradient 92%, d. h. der Ist-O_2-Druck beträgt 92% des Soll-O_2-Druckes. Wird bei pathologischem Gasaustausch dabei nur ein arterieller O_2-Druck von 130 mmHg gemessen, so beträgt der Gradient 38%. Hierbei würde eine O_2-Sättigung nahe 100% gemessen werden und die Störung, z. B. venöse Beimischung infolge Atelektase, unerkannt bleiben.

Postoperative metabolische Störungen als Folge einer Routine-Therapie

Von **F. W. Ahnefeld** und **M. Halmágyi**

Aus dem Institut für Anaesthesiologie (Direktor: Prof. Dr. R. FREY)
der Johannes Gutenberg-Universität Mainz

Das kontinuierliche Ablassen oder Absaugen von Mageninhalt gehört seit geraumer Zeit zur chirurgischen Routinetherapie bei Magenatonien oder größeren Oberbauchoperationen. Berichte über die thanatogenetische Bedeutung der dadurch hervorgerufenen Störungen der Homoiostase liegen in diesem Zusammenhang nicht vor. Entweder wurden diese Störungen nicht aufgedeckt oder sie waren bedingt durch die frühere Infusionstherapie mit 0,9 %iger NaCl-Lösung nicht so ausgeprägt.

In der letzten Zeit hat sich für uns das metabolische Bild in der postoperativen Phase gewandelt. Statt einer metabolischen Acidose mit respiratorischer Kompensation begegnet man meistens einer ausgeprägten, ja sogar lebensbedrohlichen metabolischen Alkalose.

Normalerweise wird in den Belegzellen der Magenschleimhaut aus CO_2 und H_2O mit Hilfe der Carboanhydrase Kohlensäure gebildet. Die Kohlensäure dissoziiert in H^+ und Bicarbonationen. Während das H^+-Ion in das Magenlumen hineintritt und mit Cl^- Salzsäure bildet, kehrt das Bicarbonation wieder in das Blut zurück (Abb. 1).

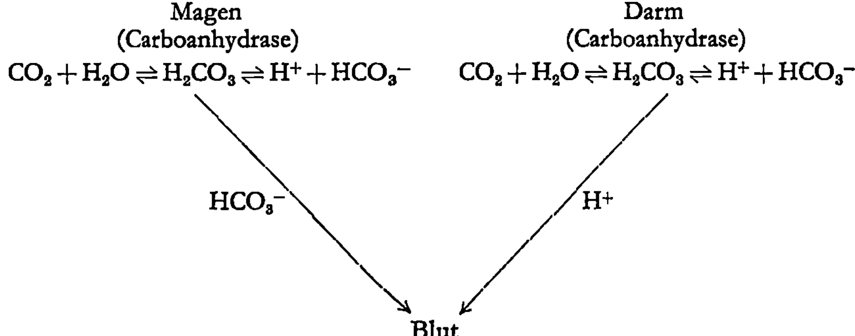

Abb. 1. Schematische Darstellung der Kohlensäurebildung im Magen und Darm und der Rückresorption von H^+- und HCO_3^--Ionen

Auf dem gleichen Wege wird das Bicarbonation und das H^+-Ion in dem Darm produziert, hier wird jedoch in dem alkalischen Milieu das HCO_3^- in das Lumen abgegeben und das H^+-Ion in das Blut zurückgeführt.

Somit wird die Elektronenneutralität des Blutes bewahrt, da das H^+-Ion, das Bicarbonation, das aus der Magenwand in das Blut abgegeben wurde, neutralisiert.

Durch das Absaugen von Magensaft gehen H^+, K^+ und Cl^--Ionen verloren. Infolge dieser Verluste wird das Bicarbonat im Blut nicht neutralisiert und das Bicarbonat-Kohlendioxyd-Verhältnis verschoben. Es entsteht eine metabolische Alkalose, eine Hypochlorämie und eine Hypokaliämie. Die letztere wird durch die Nahrungskarenz und durch die vermehrte Kaliumausscheidung noch verstärkt.

Diese Hypokaliämie verstärkt ihrerseits die metabolische Alkalose, wie die metabolische Alkalose die Hypokaliämie verstärkt (Abb. 2). Diese Wechselwirkung geschieht auf folgendem Wege:

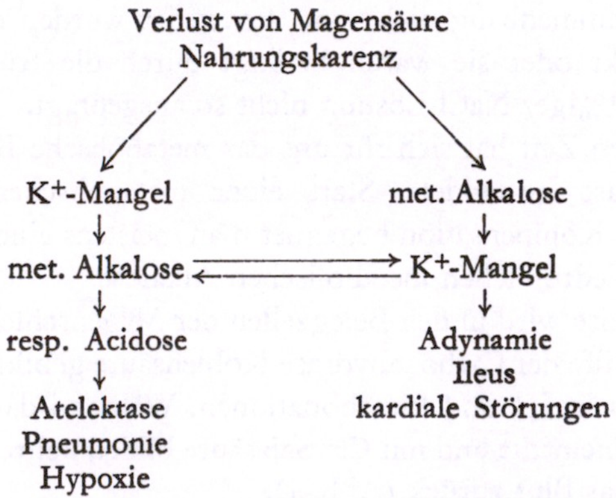

Abb. 2. Metabolische Störungen durch Absaugen des Magensaftes bei operierten Patienten

Einerseits treten bei intracellulärem Kaliumverlust Natrium- und Hydrogenionen in die Zellen ein, um das Kalium zu ersetzen. Für 3 Kaliumionen gehen nur 2 Natriumionen und ein H^+-Ion in die Zelle.

Dieser Austausch findet auch in den Tubuluszellen statt. Somit verliert die Tubuluszelle die Fähigkeit gegenüber den H^+-Ionen K^+-Ionen auszutauschen. Das Ergebnis ist ein zusätzlicher H^+-Ionen-Verlust durch den Urin.

Andererseits wird K^+ bei der Alkalose aus dem extracellulären Raum in das Zellinnere verschoben. Dieser Vorgang ist mit dem Austritt von H^+-Ionen aus der Zelle verbunden. Das Resultat ist die Herabsetzung der extracellulären K^+-Ionenkonzentration.

Die weiteren Folgen dieser Hypokaliämie sind: paralytischer Ileus, Adynamie, Herzrhythmusstörungen, Verwirrtheit usw.

Die Folgen der metabolischen Alkalose sind abhängig davon, ob eine kompensatorische respiratorische Acidose entsteht oder nicht. Die Gefahr dieser Kompensation ist eine Hypoxämie, die durch Atelektasenbildung und evtl. eine Pneumonie noch verstärkt wird.

Eine weitere Komplikation bei der metabolischen Alkalose ist eine plötzliche Atemlähmung, die durch Alkaliinfusionen ausgelöst werden kann. Zum Verständnis dieses Phänomens mag die Erklärung beitragen, daß das Atemzentrum so reagiert, als ob eine absolut niedrige CO_2-Konzentration im Blut vorliegen würde. Dies ist vorstellbar, da die Steuerung des Atemzentrums durch eine Veränderung der H^+-Ionenkonzentration bei der metabolischen Alkalose nicht in erforderlichem Maße erfolgt.

Wir haben vor kurzem die Infusionslösungen, die in der chirurgischen Routinetherapie zur Anwendung kommen, zusammengestellt. Über 87% dieser Lösungen enthalten alkalisierende Ionen, wie Bicarbonat, Acetat oder Lactat in einer Konzentration zwischen 15–50 mval/l.

Es besteht gar kein Zweifel darüber, daß heute eine bessere Volumenersatztherapie das Auftreten von metabolischen Acidosen verhindert und die besseren diagnostischen Möglichkeiten lassen die beschriebenen Störungen eher erkennen.

Wir sehen jedoch die Ursache einer gefährlichen hypokaliämischen und hypochlorämischen metabolischen Alkalose nach Absaugen des Magensaftes in der routinemäßigen Anwendung von Infusionslösungen mit alkalisierenden Substanzen. Die frühere Anwendung der sog. physiologischen Kochsalzlösung hatte wesentliche Nachteile. Sie führte jedoch zum Ersatz der verlorengegangenen Chlorionen und verstärkte somit die metabolische Alkalose nicht.

Die hier beschriebenen Störungen stellen unseres Erachtens ein klassisches Beispiel dafür dar, daß durch die Verabreichung differenzierter Lösungen in der Infusionstherapie die Gefahr iatrogener Störungen bei unsachgemäßer Anwendung erhöht wurde.

Es besteht heute durchaus die Möglichkeit, die durch die Absaugung des Magensaftes verlorengegangenen Ionen quantitativ und qualitativ kontinuierlich zu ersetzen. Dadurch sind die starke metabolische Alkalose, der Kaliummangel und die Hypochlorämie mit allen ihren Auswirkungen zu vermeiden.

Liegen jedoch eine Hyopkaliämie und eine metabolische Alkalose vor, so sind die Alkaliinfusionen, d. h. auch die weitere, routinemäßige Verabreichung der sog. Basislösungen, wegen der beschriebenen Gefahr der Atemlähmungen strengstens kontraindiziert. Weiterhin ist zu bemerken, daß die hypokaliämische metabolische Alkalose nur unter gleichzeitiger Zufuhr von Kaliumionen zu beheben ist.

Diese Gesichtspunkte sollten bei der Prophylaxe und Therapie metabolischer Störungen, falls das Ablassen des Magensaftes in der postoperativen Phase nicht zu vermeiden ist oder der Magensaft aus anderen Gründen verloren geht, berücksichtigt werden.

Literatur

Davies, R E.: Hydrochloric acid production by isolated gastric mucosa. Biochem. J. **42**, 609 (1948).

Demling, L. u. J. Zach: Durchblutung, Temperatur und Säurebildung des Magens. Klin. Wschr. **32**, 1056 (1954).

Goldberger, E.: A primer of water, electrolyt and acid-base syndrom. Philadelphia: Lea & Febiger 1965.

Halmágyi, M. u. M. Ellger: Die Beeinflussung der Säureverhältnisse des Magens durch Operation und Anaesthesie. D. Anaesthesist **16**, 227 (1967).

Heinz. E,: Grundmechanismus der Magensäuresekretion und deren Regulation. Klin. Physiol. I, **2**, 185 (1960).

Hollander, F.: Gastric secretion of electrolytes. Fed. Proc. **11**, 706 (1952).

Konrad, R. M. u. Th. Schmitz: Das Verhalten des Magensaftes während operativer Eingriffe (mit besonderer Berücksichtigung der Herzchirurgie). Langenbecks Arch. klin. Chir. **300**, 559 (1962).

Wolf, S., and H. G. Wolf: Human gastric function (An experimental study of a man and his stomach). Oxford 1947.

Lokale Störungen des Säure-Basen-Gleichgewichtes bei der Lokalanaesthesie mit Pressorsubstanzen vom Katecholamin- und Neurohypophysaeren Typus

Von **P. Klingenström, B. Nylén** und **L. Westermark**

(Karolinska Sjukhuset, Stockholm)

Unser Leben spielt sich im Gewebe ab. Es stehen uns jedoch bis heute nur sehr beschränkte Mittel zur Verfügung, um Veränderungen der biochemischen Vorgänge im Gewebe festzustellen. Die Analyse von Blutproben spiegelt nur das summarische Integral des Zustandes des peripheren Gewebes während einer bestimmten Zeitperiode wieder. Sichere und schnelle Methoden zur Bestimmung der Aktivität des Gewebes an verschiedenen Stellen und zum Studium der lokalen Veränderungen wären sehr zu begrüßen. Unter günstigen experimentellen Bedingungen können wir allerdings schon jetzt in gewissen Beziehungen eine Analyse des Gewebezustandes durchführen. Wir können z. B. mit Hilfe von Mikroelektroden die relative Sauerstoffspannung im Gewebe bestimmen. Im Laufe unserer Untersuchungen haben wir in dieser Beziehung lokalanaesthesierte Hautbezirke mit und ohne Vasoconstrictoren verschiedener Art miteinander verglichen [3]. In ähnlicher Weise kann bei gleichen Bedingungen nach lokaler Injektion verschiedener Vasoconstrictoren der pH-Wert im subcutanen Gewebe an verschiedenen Stellen verglichen werden. Dabei kommt allerdings nicht eine Mikro-, sondern eher eine Makroelektrode mit einem Durchmesser von mehreren Millimetern zur Anwendung. Es ist deshalb notwendig, bei der Versuchsperson eine kleine Inzision vorzunehmen, die später wieder verschlossen wird [1].

Material und Methode

Die im folgenden beschriebenen Untersuchungen hat der Autor (PER KLINGENSTRÖM) an sich selbst und an zwei langjährigen Mitarbeitern durchgeführt. Am Unterarm wurden s.c. Injektionen von 0,5 ml 0,5%iger Anaesthesielösung mit verschiedenen Vasoconstrictoren vorgenommen. Die Mischungen waren folgende:

1. Lidocain mit Adrenalin
   (Xylocain-Exadrin, Astra)   1:100000
2. Lidocain mit Octapressin, Sandoz   5 I.E./50 ml
3. Lidocain mit POR 8
   (Ornithin^8-Vasopressin, hergestellt von Sandoz)   5 I.E./50 ml
4. Mepivacain mit Adrenalin
   (Carbocain-Adrenalin, Bofors)   1:200000
5. Mepivacain mit Octapressin   5 I.E./50 ml
6. Mepivacain mit POR 8   5 I.E./50 ml

Drei bis vier Stunden nach den Injektionen wurden Hautbiopsien (punch-biopsy) in den anaesthesierten Gebieten vorgenommen, und der pH-Wert der Innenseite der Biopsie mit Hilfe einer Glaselektrode und einem pH-Meter von Beckman gemessen.

Bei einem einleitenden Versuch wurde in situ festgestellt, wie sich der pH-Wert nach einer Injektion der Mischung 1, deren pH-Wert zwischen drei und vier liegt, verändert.

Ergebnisse

Die pH-Messung wurde insgesamt bei 22 Hautbiopsien durchgeführt. Über das Ergebnis orientiert die Tab. 1. Daraus ist ersichtlich, daß Mischungen mit Adrenalin 1:100000 die niedrigsten pH-Werte erzeugen, Adrenalin 1:200000 eine bescheidene Senkung zur Folge hat, und daß sich bei Octapressin und POR 8-Mischungen Meßwerte um 7,1–7,7 ergeben. Die Meßwerte für mit Katecholaminen behandelte Gebiete waren stets niedriger als für Gebiete, die mit Polypeptiden behandelt wurden.

Der erwähnte Versuch in situ, bei dem die pH-Messung während und direkt im Anschluß an die Injektion von Lidocain-Adrenalin durchgeführt wurde, zeigt, daß die sauren pH-Werte dieser Lösung in 3–4 Min im Gewebe zu Normalwerten gepuffert werden.

Diskussion

Wir sind uns klar darüber, daß die mit unserer Methodik erhaltenen Meßwerte beträchtliche Fehlermöglichkeiten enthalten. Da jedoch alle Messungen mit der gleichen Methodik durchgeführt wurden, darf angenommen werden, daß die Fehler sich weitgehend aufheben. Dem Ergebnis der Messungen kommt wohl kein absoluter Wert zu, aber die Reihenfolge der Meßzahlen darf anerkannt werden: Niedrigstes pH nach Adrenalin 1:100000, höchstes pH nach Polypeptiden, dazwischen liegt der Wert nach Adrenalin 1:200000.

Da wir durch eine Messung in situ nachweisen konnten, daß das pH der injizierten Lösung in wenigen Minuten auf normale Werte gepuffert wird, muß angenommen werden, daß die pH-Werte, 3–4 Std nach der Injektion, das Ergebnis der Gewebetätigkeit darstellen, die durch das injizierte Material beeinflußt worden ist. Die Ausschwemmung von Katecholaminen bei Schockzuständen führt zu einer allgemeinen metabolischen Acidose. Die Beobachtung, daß lokal zugeführtes Adrenalin eine entsprechende lokale, metabolische Acidose zur Folge hat, ist von Interesse. Der Zustand kann als „lokaler Schock" bezeichnet werden.

Wir wissen, daß Adrenalin und Noradrenalin bei s.c. Injektion vorerst zu einer Vasoconstriction führen, die mit der Zeit einer Zyanose mit tiefer lokaler Sauerstoffspannung weicht [2, 3]. Bei experimenteller Bestimmung der Vitalität von Hautlappen bei der Ratte zeigt es sich, daß durch präoperative Injektion einer Mischung eines Lokalanaesthetikums mit Katecholaminen das Resultat verschlechtert wird, während die Anwendung von Polypeptiden das Überleben der Lappen kaum beeinflußt [9].

Die Anwendung von Polypeptiden als Vasoconstrictoren bei der Lokalanaesthesie hat den Vorteil, daß sie weder eine Zyanose noch eine Senkung der lokalen Sauerstoffspannung oder des pH-Wertes verursacht und trotzdem eine gute Vasoconstriction bewirkt [5, 6, 7].

Zusammenfassung

Drei bis vier Stunden nach s.c. Injektion verschiedener Gemische von Lokalanaesthetika mit Adrenalin oder Vasoconstrictoren vom Polypeptidtypus wurden Hautbiopsien durchgeführt und das pH des Gewebes bestimmt.

Das pH wird durch Adrenalin 1:100000 stärker gesenkt als durch Adrenalin 1:200000. Nach Anwendung von Polypeptiden bleibt es praktisch normal.

Tabelle 1. *Gemessene pH-Werte an Hautbiopsien beim Menschen, 3–4 Std nach der-s.c. Injektion von Lokalanaesthetika mit verschiedenen Vasoconstrictoren*

Lokalanaesthetikum	Gemessene pH-Werte an Hautstücken von Versuchspersonen			
	1	2		3
Lidocain-Adrenalin 1:100000	6,85	7,07	6,9	6,8
Lidocain-Octapressin	7,40	7,48 7,48	7,4	7,6
Lidocain-POR 8	7,10	7,6	7,6	7,7
Mepivacain-Adrenalin 1:200000	7,0		7,0	7,0
Mepivacain-Octapressin	7,28		7,2	7,6
Mepivacain-POR 8	7,10		7,45	7,7

Literatur

1. Ashby, B. S.: pH-studies in humen malignant tumours. Lancet 312–315 (1966).
2. Klingenström, P., and L. Westermark: Local effects of adrenaline and phenyl-alanyl-lysyl-vasopressin in local anaesthesia. Acta anesth. scandinav. **7**, 131 (1963).
3. — — Local tissue-oxygen tension after adrenaline, noradrenaline and Octapressin in local anaesthesia. Acta anaesth. scandinav. **8**, 261 (1964).
4. —, B. Nylén, and L. Westermark: Vasoconstrictors and experimental flaps. Acta chir. Scand. **131**, 187 (1966).
5. — — — Synthetic pituitary posterior lobe hormones as vasoconstrictors in local anaesthesia. Second European Congress of Anaesthesiology, Copenhagen, 1966. Acta anaesth. Scand. 1966, suppl. 23, p. 366–370
6. — — — A clinical comparison between adrenaline and Octapressin as vasoconstrictors in local anaesthesia. Acta anaesth. scandinav. **11**, 35 (1967).
7. — — — Experimental and clinical investigations of the local vasoconstrictive effect of two new derivatives of pituitary posterior lobe hormones. Plast & Reconstruct. Surg. **39**, 503 (1967).

Verhalten des Gasaustausches und des Kreislaufes bei apnoischer Oxygenation

Von **R. Schorer, K. J. Blaschke** und **N. Heisler**

Aus der Anaesthesie-Abteilung der Universitäts-Kliniken Göttingen
(Leiter: Prof. Dr. J. Stoffregen)

Zu diagnostischen und therapeutischen Eingriffen an den Luftwegen –
wie Bronchographie oder Bronchoskopie – ist es erforderlich, die Atembewegungen für wenige Minuten auszuschalten. Ohne Atembewegungen
nimmt in atmosphärischer Umgebung in kürzester Zeit der O_2-Gehalt im
Körper bedrohlich ab und die CO_2-Konzentration steigt rasch an. Die
Untersättigung mit Sauerstoff während Atemstillstand kann durch „apneic
(diffusion) oxygenation", sog. Diffusionsatmung, erfolgreich über mehr als
eine halbe Stunde verhindert werden. Dazu müssen lediglich die Lungen
mit O_2 gefüllt und an ein O_2-Reservoir angeschlossen sein. Eine gleichermaßen einfache Methode zur Entfernung von CO_2 gibt es nicht.

Durch intravenöse Zufuhr von Puffersubstanzen – wie des dazu hervorragend geeigneten Tris(hydroxymethyl)aminomethan (Tris oder THAM) –
gelingt es allerdings, das retinierte CO_2 bei Atemstillstand zu neutralisieren
und den pH-Wert konstant zu halten.

Zur Bestimmung des Verlaufes und des Ausmaßes einer respiratorischen
Acidose während 10 min Atemstillstand unter Diffusionsatmung untersuchten wir an Patienten in Halothan-Narkose die arteriellen Blutwerte für
pH, pCO_2 und $HCO_3{}^-$, sowie pO_2 (Combianalysator, Fa. Eschweiler, Kiel).
Daneben wurde der Effekt auf den Kreislauf, insbesondere auf das Herzzeitvolumen, bestimmt. Das Herzzeitvolumen wurde mit der Thermo-
Injektionsmethode mit Hilfe des Herzzeitvolumen-Meßgerätes (Fa.
Fischer KG., Göttingen) mit Digitalanzeige gemessen. Unter denselben
Bedingungen wurden die Wirkungen von THAM (wir verwendeten
Pehanorm, Braun Melsungen) und $NaHCO_3$ untersucht.

Die Abb. 1 zeigt im linken Abschnitt das durchschnittliche Verhalten
der arteriellen Blutgaswerte von 6 Patienten während 10 min Atemstillstand
unter Diffusionsatmung und anschließender kontrollierter Beatmung.
Während 10 min Atemstillstand kommt es zu einer sich linear entwickelnden schweren respiratorischen Acidose: pH-Abnahme bis zu 7,18 (entsprechend 0,25 pH-Einheiten pro Apnoe-Minute); pCO_2-Anstieg auf

80 mmHg (das sind 4 mmHg pro Apnoe-Minute), bei geringem HCO_3^--Anstieg. Der durch kurzfristige O_2-Atmung auf über 350 mmHg erhöhte O_2-Druck nimmt dabei geringfügig ab. Durch kontrollierte Beatmung kehren die Werte rasch zur Norm zurück.

Im mittleren Abschnitt ist der durchschnittliche Effekt von THAM bei 10 Patienten dargestellt. Durch Infusion von THAM kommt es während

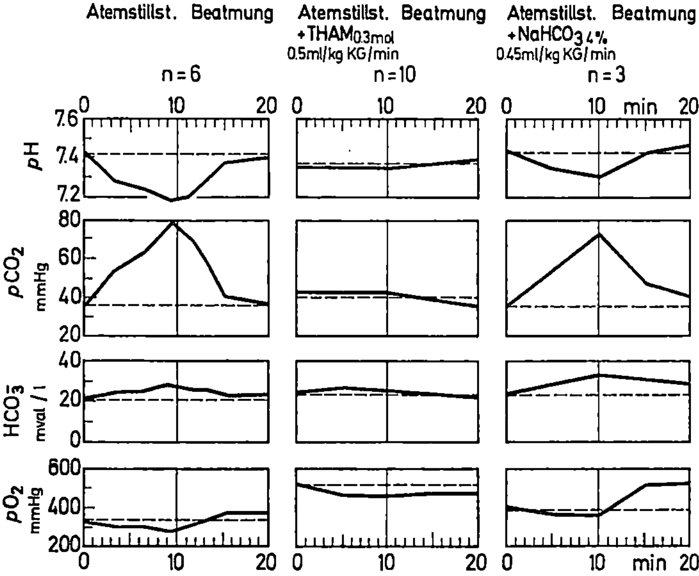

Abb. 1. Verhalten arterieller Blutwerte pH, pCO_2, HCO_3^- und pO_2 bei 10 min Atemstillstand mit Diffusionsatmung und anschließender Beatmung, sowie bei Infusion von THAM und $NaHCO_3$

Atemstillstand zu keinen Veränderungen im Sinne einer respiratorischen Acidose, lediglich HCO_3^- steigt geringfügig an. Um diesen Puffereffekt zu erreichen, waren 0,5 ml/kg KG/Apnoeminute einer 0,3 molaren Lösung notwendig. Die Menge ist geringfügig größer, als die für eine normale CO_2-Abgabe (182 ml/min) errechnete Menge von ca. 0,43 ml/kg KG/Apnoeminute.

Im rechten Abschnitt ist die geringe therapeutische Wirkung von $NaHCO_3$, gemessen an 3 Patienten, dargestellt. Der pH-Wert nimmt infolge zu geringer Pufferwirkung des $NaHCO_3$ bei nicht vorhandener CO_2-Elimination nahezu im gleichen Maße ab, wie bei unbehandeltem Atemstillstand. Der CO_2-Druck steigt unbeeinflußt an.

In der nächsten Abbildung (Abb. 2) sind die Wirkungen der Diffusionsatmung ohne und mit den genannten Puffern auf die wichtigsten Kreislaufgrößen in absoluten Werten dargestellt. Die auffallendsten Veränderungen

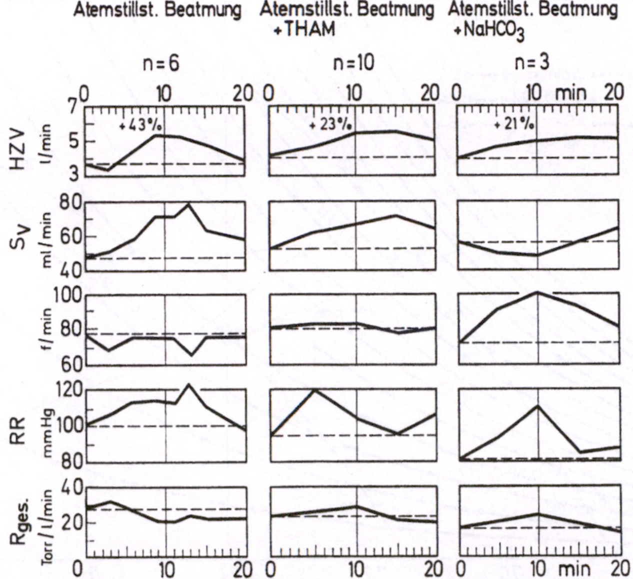

Abb. 2. Wirkung des Atemstillstandes und anschließender Beatmung auf Herzzeitvolumen (HZV), Schlagvolumen (SV), Herzfrequenz (f), arterieller Blutdruck (RR) und Gesamtkreislaufwiderstand (R_{ges})

sind: in der Gruppe Diffusionsatmung ohne Puffer ein Herzzeitvolumen- und Schlagvolumen-Anstieg bei Verminderung der Herzfrequenz; in der Gruppe Diffusionsatmung + THAM ein geringer Herzzeitvolumen- und Schlagvolumen-Anstieg bei unveränderter Herzfrequenz; und in der Gruppe Diffusionsatmung + $NaHCO_3$ eine starke Herzfrequenz-Zunahme mit geringer Herzzeitvolumen-Steigerung infolge Schlagvolumen-Abnahme.

In der Abb. 3 sind die Ergebnisse zur übersichtlichen Einordnung in den Säure-Basen-Status in das von HEISLER u. SCHORER dargestellte Säure-Basen-Nomogramm eingetragen. Die Grundlage des Nomogramms bildet die graphische Darstellung der Henderson-Hasselbalch'schen Gleichung. Im pH-HCO_3^--Koordinatensystem sind die Kurven für Buffer-Base (BB) und Base-Excess (BE) mit einer Normalpufferlinie eingetragen. Erkennbar ist die Entwicklung einer reinen respiratorischen Acidose bei Atemstillstand entlang der Normalpufferlinie. Bei diesen Veränderungen ist eigentlich die Indikation zur Beatmung gegeben, durch welche die Werte zur Norm zurückzubringen sind. Bei erforderlichem Atemstillstand aber, kann durch THAM die Entwicklung einer respiratorischen Acidose verhindert werden. $NaHCO_3$ eignet sich dazu nicht. Zwar kann die pH-Veränderung bei Atemstillstand schwach gebremst werden, der CO_2-Druck steigt aber unverändert an. Dabei wird im Verlauf eine renale Kompensation einer respiratorischen

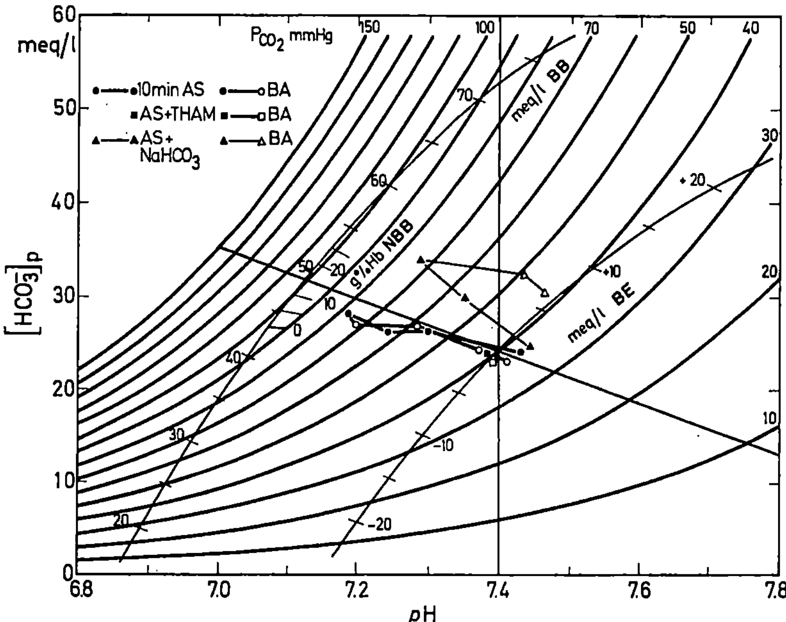

Abb. 3. Darstellung der Veränderung bei 10 min Atemstillstand mit und ohne Puffer und anschließender Beatmung im Säure-Basen-Nomogramm nach Heisler-Schorer

Acidose nachgebildet und ist in 10 min Beatmung nicht voll zu korrigieren; es bleibt eine metabolische Alkalose.

Zusammenfassend stellen wir aus unseren Ergebnissen fest, daß THAM zur Verhinderung einer respiratorischen Acidose bei Atemstillstand, sowie natürlich auch bei unmöglicher adäquater spontaner oder künstlicher Ventilation hervorragend geeignet ist und auch bei rascher Infusion zu keinen unerwünschten Nebenwirkungen, insbesondere auf den Kreislauf, führt.

Für eine begrenzte Zeit – im Hinblick auf den Atemstillstand an sich aber erstaunlich lange – können durch Diffusionsatmung und THAM-Infusion die bedrohlichen Komplikationen des Atemstillstandes verhindert werden.

Säure-Basen-Haushalt bei der Eigenblutverdünnungsperfusion

Von C. Müller

Aus der Abteilung für Anaesthesiologie (Vorstand: Prof. Dr. O. H. Just)
Chirurgische Universitätsklinik Heidelberg

Änderungen des SBH überwiegend der metabolischen Stoffwechsellage werden im Verlauf operativer Eingriffe mit Hilfe der Herz-Lungen-Maschine häufig gesehen. Eine metabolische Acidose wird durch verschiedene Faktoren verursacht: 1. Durch Verringerung der Blutdurchströmung des Organismus und ungenügende Sauerstoffversorgung einzelner Körperbezirke, besonders bei der Anwendung niedriger Perfusionsraten. 2. Durch die Dauer der extrakorporalen Perfusion und 3. durch die Zusammensetzung der Perfusates. Werden zur extrakorporalen Perfusion kristalloide oder kolloidale Mittel verwendet, deren pH unter der des Blutes liegt, kann eine Acidose durch Zufuhr titrierbarer Säureäquivalente und durch Verringerung der Blutpufferkapazität infolge der Blutverdünnung entstehen.

In den letzten Jahren hat sich die Hämodilutions-Perfusion bei Eingriffen mit Hilfe der HLM als überlegen erwiesen. Während überwiegend die mittlere Blutverdünnung bis 40 ml kristalloide Lösung pro Kilogramm Körpergewicht zur Anwendung kommt, liegen nur wenige Berichte über die ausschließliche Verwendung kristalloider Lösungen ohne Blutzusatz zur Füllung der HLM vor. Bei 30 Patienten wurde der SBH fortlaufend kontrolliert, die mit der HLM und der „Eigenblutverdünnungsperfusion" wegen angeborener oder erworbener Herzfehler operiert wurden (Abb. 1).

Indikation	Fälle		
ASD II	8	Alter	19,5 ± 11,4 Jahre
AV-Kanal	3	Gewicht	43,0 ± 18,3 kg
VSD	6	Größe	153 ± 19,7 cm
Aortenstenose	4	Oberfläche	13,8 ± 0,37 m²
Aorteninsuffizienz	2	Verdünnung	73,0 ± 16,9 ml/kg KG
Mitralinsuffizienz	2	Perfusions-Zeit	26 ± 16,8 min
Fallot IV	4		
Vorhofmyxom	1		

Abb. 1

Die Füllung der HLM besteht aus einer 5%igen Glucose-Lösung mit 0,2%igem Zusatz physiologischer Kochsalzlösung[1]. Zur Anwendung kommt der Oxygenator der Firma Travenol. Die Flüssigkeitsbelastung beträgt im Mittel 73,0 ± 16,9 ml Maschinenfüllung pro Kilogramm Körpergewicht. Zur Vermeidung einer primären Acidität und zur Verbesserung der Pufferkapazität des Perfusates wird der HLM 40–60 ml einer 8,4%igen Na-Bicarbonatlösung zugesetzt.

Arterielle Blutentnahmen erfolgen jeweils vor OP-Beginn in Narkose, 5 min nach Perfusionsbeginn, vor Perfusionsende, in den ersten 3 postoperativen Stunden und am 1., 2. und 3. postoperativen Tag. Bestimmt werden jeweils die Parameter des SBH nach der von Astrup angegebenen Methode. Temperatur-Korrekturen werden nach Angaben von Severinghaus vorgenommen. Alle Eingriffe werden in Neurolept-Analgesie durchgeführt. Während der Perfusion werden art. Mitteldrucke zwischen 70 bis 80 mmHg aufrechterhalten. Die art. Sauerstoffsättigung beträgt immer über 98%, die zentral venöse Sättigung zwischen 70–80%. Zur Anwendung kommt die normotherme Perfusion.

Ergebnisse

Abb. 2 zeigt Ihnen die Mittelwerte des SBH aller Patienten mit Standard-Abweichungen vor, während und nach dem Eingriff. Unmittelbar nach der Einleitung der Anaesthesie liegt der aktuelle pH-Wert infolge der narkosebedingten Hyperventilation im alkal. Bereich. 5 min nach Perfusionsbeginn ist eine Änderung der Stoffwechsellage zur metabolischen Acidose deutlich zu erkennen. Während der weiteren extrakorporalen Zirkulation zeigen diese Werte keine wesentliche Änderung, Tiefstwerte finden sich immer am OP-Ende. Normalwerte werden spätestens in der 3. postoperativen Stunde gemessen. Nur bei 3 Fällen kommen zusätzliche Puffersubstanzen in der postoperativen Phase zur Anwendung. Sie zeigen ungenügende Herz-Kreislaufverhältnisse. Der relativ niedrige CO_2-Partialdruck in den ersten beiden postoperativen Stunden ist durch Respiratortherapie verursacht, die in 30% der Fälle erforderlich war. Im späteren postoperativen Verlauf ist die Neigung zur metabolischen Alkalose ausgeprägt. Als Kriterium der Blutverdünnung ist das Hb und Hkt-Verhalten mit aufgezeichnet. Trotz Tiefstwerte bei Perfusionsbeginn normalisieren sich infolge der osmotischen Diurese diese Werte bereits in der ersten Stunde nach dem Eingriff. Die Blutverdünnung mit dem Perfusat verursacht durch Reduzierung des Hb-Gehaltes eine Verringerung der Sauerstofftransportfähigkeit des Blutes. Bei zwei Gruppen mit durchschnittlichem Perfusionshämatokrit von 28 und

---

[1] B. Braun-Melsungen. 2,0 g Natriumchlorid, 50,0 g Traubenzucker, Aqua bidest. ad 1000 ml.

18% wird daher der Einfluß verschiedener Blutverdünnungen auf den SBH kontrolliert (Abb. 3). Die Mittelwerte beider Vergleichsgruppen unterscheiden sich während der Untersuchungszeit nicht signifikant. Trotz dieser

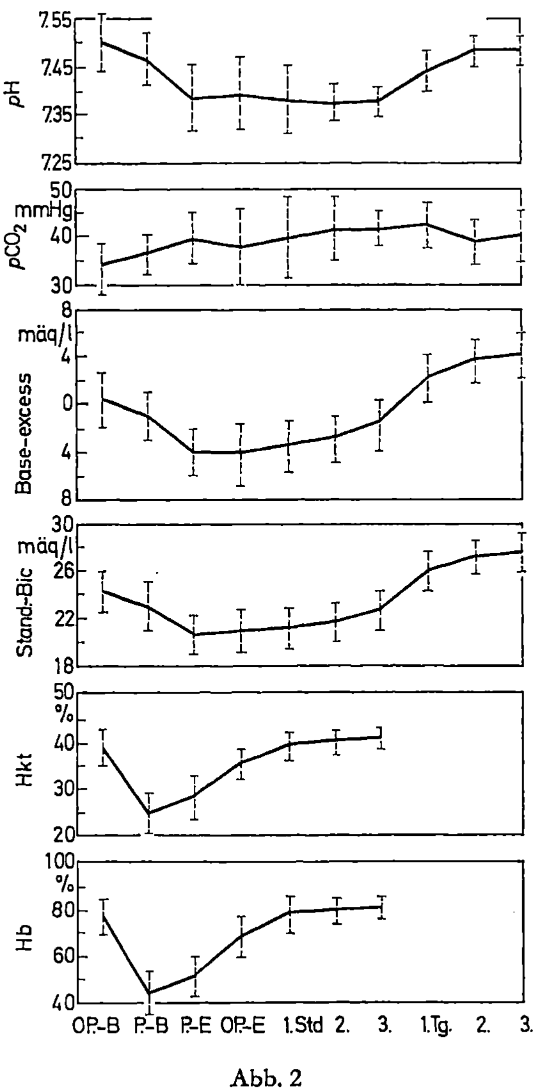

Abb. 2

weitgehenden Blutverdünnung mit kristalloider Lösung spricht das Fehlen einer signifikant stärker ausgeprägten metabolischen Acidose dafür, daß die Sauerstoffversorgung trotz verringerter Sauerstoffkapazität des Blutes aufrechterhalten wird. Hohe Perfusionsraten, verringerte Blutviscosität, Vermeidung von „Sludge-Phänomenen" sind hierfür verantwortlich. Stellt man die Mittelwerte der Patienten zusammen, bei denen zur Korrektur ihrer Herzfehler über 30 min Perfusionszeit benötigt wurde (Klappenfehler mit Klappenersatz) und vergleicht sie mit den Mittelwerten derjenigen Fälle, deren extrakorporale Zirkulationszeit um 10 min lag, so erkennt man, daß

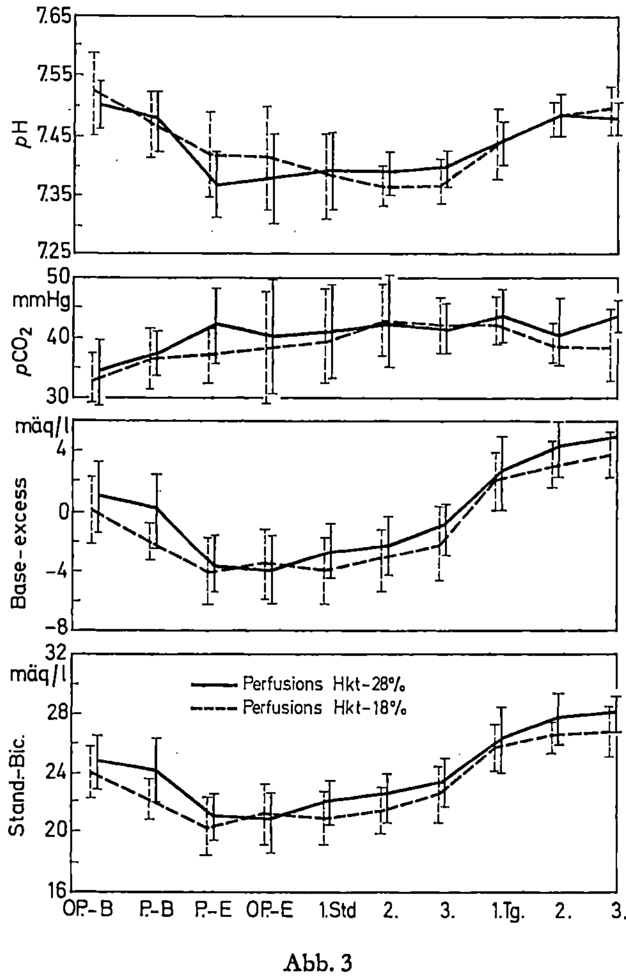

Abb. 3

auch bei längerdauernder Perfusion keine stärkere Abweichung im SBH als in der Vergleichsgruppe auftreten. In der späteren postoperativen Phase ist bei Fällen mit längerer Perfusionszeit eine stärker ausgeprägte metabolische Alkalose zu beobachten, die auch bei der statistischen Prüfung mit Hilfe der doppelten Varianz-Analyse stark signifikant zu erkennen ist.

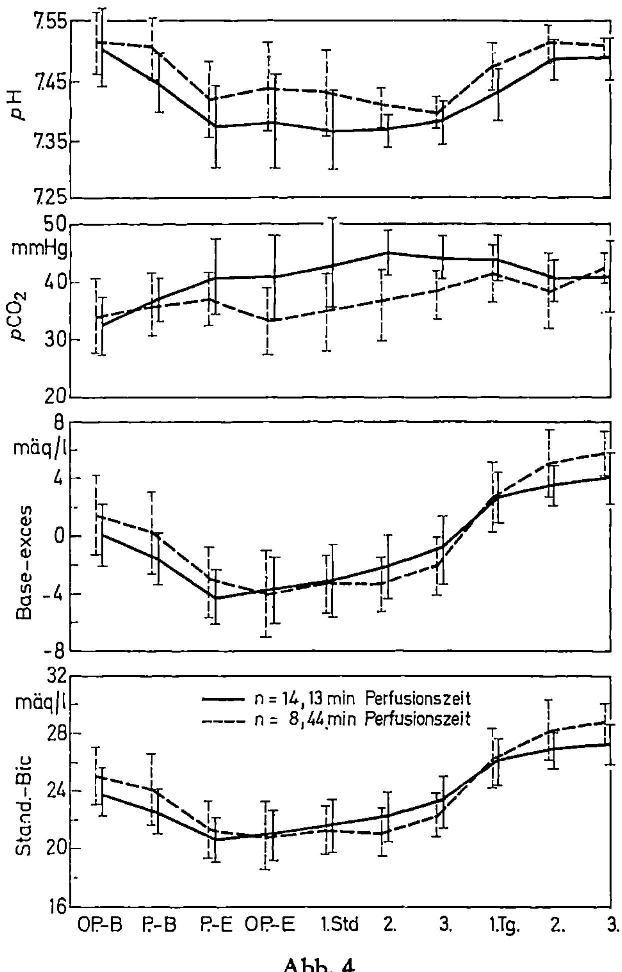

Abb. 4

Zusammenfassung

1. Bei der Hämodilutionsmethode ist auch bei extremer Blutverdünnung und längerer Perfusionszeit eine stärkere Belastung des SBH nicht zu erwarten, wenn zur Aufrechterhaltung der Sauerstoffversorgung des Organismus eine hohe Perfusionsrate zur Anwendung kommt. Verschiebungen in der metabolischen Stoffwechsellage sind im wesentlichen durch Variation des CO_2-Partialdruckes, d. h. durch die Ventilation oder durch die dem Oxygenator zugeführte CO_2-Menge während der Perfusion bedingt. Die entstehende geringgradige metabolische Acidose ist als nicht hypoxisch sondern kompensatorisch aufzufassen.

2. Während der Hämodilution ist eine Herabsetzung der Pufferkapazität des Blutes sowohl durch den Abfall des Hämoglobingehaltes, als auch durch

Verringerung der Gesamtproteine möglich. Sie ist jedoch im Verhältnis zur Gesamtpufferkapazität des Organismus unerheblich und entsprechend der kurzen intravasalen Verweildauer kristalloider Lösungen rasch reversibel.

3. In der bei uns zur Anwendung kommenden Technik sind zusätzliche Puffersubstanzen nur in besonderen Fällen nötig.

4. Bei unkompliziertem postoperativen Verlauf ohne Störung der Herz-Kreislauffunktion ist bereits am ersten postoperativen Tag mit einer metabolisch alkalischen Stoffwechsellage zu rechnen.

5. Bei postoperativ erforderlicher Respiratortherapie suchen wir in jedem Fall die Kombination respiratorische und metabolische Alkalose zu vermeiden. Extreme Verschiebungen der Stoffwechsellage nach der alkalischen Seite können Ursache ungenügender Sauerstoffabgabe an das Gewebe infolge Verschiebung der Sauerstoff-Dissoziationskurve sein und besonders bei niedrigen CO_2-Partialdrucken einer ungenügenden Gehirn-Sauerstoffversorgung Vorschub leisten.

Literatur

ASTRUP, P.: Scand. J. clin. Lab. Invest. 8, 33 (1965).

COOLEY, A. D., A. C. BEALL, and P. GRONDIN: Surgery 52, 713 (1962).

DOBELL, A. R. C., J. R. GUTELIUS, and D. R. MURPHY: J. Thorac. Surg. 39, 312 (1960).

GADBOYS, H. L., R. S. LITWAK, J. TSHIGURO, and M. KAHN: Circulation 31, 121 (1965).

JUST, O. H., C. MÜLLER, H. LUTZ, W. SCHMITZ u. M. TREDE: Anaesthesist (1967).

KRASNA, J. H., M. SHUSTER, H. BAENS, I. KREEL, and I. D. BARONOVSKY: J. Thorac. Cardiov. Surg. 42, 244 (1961).

LUNDSGAARD-HANSEN, P.: Sauerstoffversorgung und Säurebasenhaushalt in tiefer Hypothermie, S. 18. Berlin-Heidelberg-New York: Springer 1966.

MAINARDI, L. C., K. BHANGANADA, J. V. MACK, and C. W. LILLEHEY: Surgery 56, 349 (1964).

NAHAS, G.: Transfusion 6, 4 (1966).

NEVILLE, W. E., SCICCHITANO, H. MABEN, F. BANUCHI, and H. PEACOCK: Circulation 31, 130 (1965).

SEVERINGHAUS, J. W.: Ann. N.Y. Acad. Sci. 80, 384 (1959).

Blutgasveränderungen nach Abdominaleingriffen

Von **O. Laepple**

Aus dem Institut für Anaesthesiologie der Universitätskliniken des Kantonsspitals Zürich (Direktor: Prof. Dr. G. Hossli)

Während regelmäßige Blutgasanalysen zu den Routineuntersuchungen nach thoraxchirurgischen, speziell Herzoperationen, gehören, bedient man sich ihrer in der Abdominalchirurgie in der Regel in viel geringerem Ausmaß und erst spät nach Auftreten schwerer respiratorischer Störungen und metabolischer Entgleisungen.

Laparotomien, besonders die obere, führen zu erheblicher Reduktion der Lungenfunktionen; dies ist seit den 20er Jahren an Hand spirometrischer Messungen wiederholt bestätigt worden [1, 2, 3]. Erst in den letzten Jahren mehren sich Berichte über die Blutgasverhältnisse nach Abdominaleingriffen [4]. So hat DIAMENT u. PALMER 1966 [5] erstmals an einer größeren Zahl, nämlich 180 Patienten, gleichgerichtete Veränderungen der Blutgase und der spirometrischen Funktionen am 1. postoperativen Tag nachgewiesen.

Wie nötig auch in der Bauchchirurgie eine Früherfassung postoperativer Komplikationen ist, geht hervor aus einer Übersicht über den postoperativen Verlauf bei 2400 Patienten, die sich in den Jahren 1964–66 an der Chirurgischen Klinik A des Kantonsspitals Zürich einem abdominellen Eingriff unterzogen. Respiratorische Komplikationen traten in 6,4% auf, die Letalität, berechnet auf die Gesamtzahl der Eingriffe, betrug 2,4%, bezogen auf die Patienten mit respiratorischen Störungen jedoch 38%. Insbesondere ist das Zusammentreffen respiratorischer und chirurgischer Komplikationen, wie Peritonitis, Platzbauch und Ileus, infaust. Die Heilungsquote ist selbst unter Ausschöpfung aller therapeutischen Möglichkeiten einschließlich der künstlichen Beatmung gering: von 29 schwerkranken Patienten überlebten knapp ein Fünftel.

Unsere Untersuchung diente demnach der Abklärung folgender Fragen:

1. Treten signifikante Blutgasveränderungen nach Abdominaleingriffen bei unseren Patienten auf?
2. In welchem Umfang und zu welchem Zeitpunkt?
3. Sind sie für die Früherkennung von Komplikationen verwertbar?

Methode

Blutentnahmen aus der A. femoralis erfolgten am Tag vor der Operation, am Operationstag 2 und 4–6 Std nach der Extubation des Patienten und am 1. postoperativen Tag. Um technische Fehler nach Möglichkeit auszuschalten, wurden alle Analysen von derselben Laborantin ausgeführt. pH, Standardbicarbonat und pCO_2 bestimmten wir nach der Methode von Astrup, die O_2-Sättigung wurde mit dem Hämoreflektor von Brinkman und die O_2-Spannung mit der Radiometer-Elektrode direkt gemessen.

Wir untersuchten insgesamt 62 Patienten. 17 schieden für die statistische Auswertung aus, da 1 Analyse (meistens der 4–6-Stunden-Wert nach langen Operationen) zeitlich nicht durchführbar war. Zur Untersuchung gelangten Patienten aus einem normal anfallenden Operationsprogramm, die Auswahl erfolgte ausschließlich nach der Lokalisation des Eingriffes. Über Alters- und Geschlechtsverteilung, sowie Art der Eingriffe gibt Tab. 1 Aufschluß:

Tabelle 1. *Alter, Geschlecht und Art der Operation*

Operation	Anzahl Patienten			mittleres Alter $\pm$ sd
	M	F	total	in Jahren
obere abdominelle Eingriffe (9 Cholecystektomien 7 Magenresektionen)	8	8	16	49,0 $\pm$ 14,7
untere abdominelle Eingriffe (2 Sigmaresektionen 2 Hemicolektomien 14 Herniotomien)	14	4	18	54,4 $\pm$ 16
extraabdominelle Eingriffe (4 Strumectomien 4 Mamma-Amputationen 2 Haemorrhoidectomien 1 Sprunggelenkarthrodese)	7	4	11	43,3 $\pm$ 13,1
Total	29	16	45	49,8 $\pm$ 15,4

von den 45 Patienten waren 29 Männer und 16 Frauen, das mittlere Alter betrug 49,8 $\pm$ 15 Jahre. 34 Patienten unterzogen sich einem abdominellen (16 einem oberen, 18 einem unteren), 11 Patienten einem extraabdominellen Eingriff.

Prämedikation, Narkosemethoden und -technik, und die postoperative Schmerzbekämpfung folgten einheitlichen Richtlinien: die Patienten wurden nach i.v.-Einleitung mit Thiopental und Intubation unter Succinyl-cholin mit einem Sauerstoff-Lachgasgemisch im Verhältnis 1:1 und einem Zusatz von wenig Halothan narkotisiert. Bei den Laparotomien relaxierten wir mit Allyl-nor-toxiferin (Alloferin) und beatmeten die Patienten mit dem Engström-Respirator. Bei den Herniotomien und extraabdominellen Eingriffen wurde die Atmung von Hand assistiert.

Ergebnisse

Die postoperativen Meßwerte wurden in bezug auf den präoperativen Ausgangswert mittels der Student-Verteilung auf ihre Signifikanz geprüft. Die Mittelwerte und die mittlere Abweichung der Blutgase von 45 Patienten sind in Abb. 1 dargestellt.

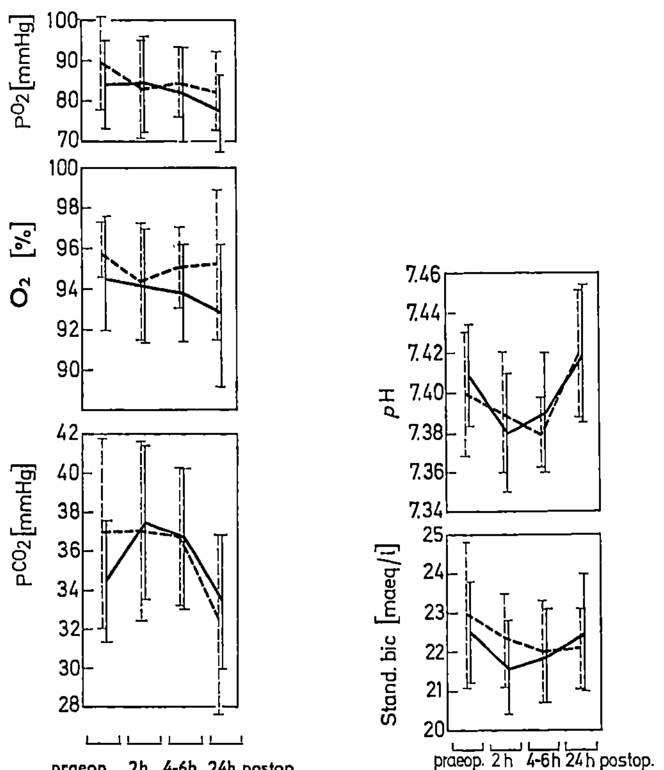

Abb. 1. Mittelwerte und mittlere Abweichung (sd) der Meßwerte für pH, Standardbicarbonat (St.bic. in maeq/l), Kohlensäuredruck (pCO$_2$ in mmHg), Sauerstoffsättigung (SO$_2$ in %) und Sauerstoffdruck (pO$_2$ in mmHg) von 45 Patienten. Auf der Abszisse sind die Perioden der Blutentnahmen eingetragen. —— Gruppe der abdominellen Eingriffe (n = 34), — — — Gruppe der extra-abdominellen Eingriffe (n = 11)

Die Veränderungen am Operationstag sind charakterisiert durch

1. einen Abfall des pH und des Standardbicarbonates,
2. einen Anstieg des pCO_2,
3. ein Absinken des pO_2 und der O_2-Sättigung

in allen Gruppen sowohl 2 als auch 4–6 Std postoperativ. Die Abweichungen vom präoperativen Ausgangswert sind für pH, Standardbicarbonat und pCO_2 aber nur signifikant für die abdominelle Gruppe. Der Abfall des pH von 7,41 $\pm$ 0,024 auf 7,38 $\pm$ 0,03 nach 2 Std ist stark signifikant ($p < 0,001$), auf 7,39 $\pm$ 0,03 nach 4–6 Std immer noch signifikant ($0,001 < p < 0,005$). Die Abweichungen des Standardbicarbonates (von 22,5 $\pm$ 1,35 auf 21,6 $\pm$ 1,42 maeq/l) sind nur im 2-Stunden-Wert signifikant ($0,005 < p < 0,01$). Das pCO_2 steigt von 34,4 $\pm$ 3,1 auf 37,4 $\pm$ 3,9 mmHg nach 2 Std hoch signifikant an ($p < 0,001$) und auf 36,6 $\pm$ 3,5 mmHg nach 4–6 Std signifikant an ($0,005 < p < 0,01$). Die Abweichung der O_2-Spannung und -Sättigung dagegen ist für beide Gruppen nicht signifikant.

Im Gegensatz dazu stehen die Meßwerte am 1. postoperativen Tag: während pH und Standardbicarbonat auf ihren Ausgangswert zurückgekehrt sind, das pCO_2 diesen sogar unterschreitet, haben die Abweichungen der O_2-Spannung und -Sättigung in der abdominellen Gruppe im Gegensatz zur extraabdominellen signifikant zugenommen. Die O_2-Spannung fällt von 84,4 $\pm$ 10,6 mmHg auf 77,2 $\pm$ 9,5 mmHg ($p = 0,005$) und die Sättigung von 94,5 $\pm$ 2,6% auf 92,8 $\pm$ 3,7% ($p < 0,05$).

Bei 10 Patienten (3 Frauen, 7 Männern) mit einer O_2-Sättigung unter 90% und einem pO_2 unter 70 mmHg am 1. postoperativen Tag verfolgten wir den Ablauf über 3–10 Tage. 7 Patienten hatten sich einem oberen, 3 einem unteren abdominellen Eingriff unterzogen. Klinisch war der postoperative Verlauf unauffällig bei 8 Patienten, die restlichen 2 entwickelten einen Bauchdeckenabsceß resp. einen Platzbauch. Pulmonal waren sie dagegen unauffällig. Die auf Grund der Hypoxämie veranlaßten Röntgenbilder ergaben bei 7 Patienten einen positiven Befund: nämlich 5 Atelektasen (davon 3 eines ganzen Lappens), einen Pleuraerguß und eine Lungenstauung. Keiner der Patienten entwickelte eine pulmonale Komplikation. Die Normalisierung der Sauerstoffwerte nahm bei der Mehrzahl der Patienten über eine Woche in Anspruch.

Diskussion

Bei unseren Patienten finden sich vorübergehende signifikante Abweichungen der Werte für pH, Standardbicarbonat und pCO_2 nur am Operationstag und nur nach Bauchoperationen; sie sind am ehesten als Nachwirkung des Eingriffes und der Narkose zu interpretieren und haben sich am 1. postoperativen Tag bei komplikationslosem Verlauf bereits normalisiert. Im Gegensatz dazu sinken, ausschließlich nach abdominellen Eingriffen, die O_2-Spannung und -Sättigung erst am 1. postoperativen Tag signifikant ab. Diese Ergebnisse stimmen mit den in der Literatur mitgeteilten Befunden überein. Als Ursache für die isoliert auftretende Hypoxämie nimmt man heute allgemein eine Zunahme intrapulmonaler Shunts an, die bei gleichzeitig negativem Röntgenbefund auf eine Unterbelüftung, bzw. einen Kollaps von multiplen kleinsten Alveolarbezirken (sog. miliare Atelektasen) beruhen soll [4, 5, 6]. Daß physiologischerweise in Ruhe abwechselnd kleinere Bezirke aus der Ventilation ausgeschaltet sind, ist vielfach beschrieben worden [7]. Bei oberflächlicher Atmung, z. B. Schonatmung wegen Schmerzen, bei Einschränkung der Zwerchfellbeweglichkeit, etc. nimmt die Anzahl kollabierter Alveolärbezirke zu. Auch die Ausschaltung größerer Lungenanteile scheint für das Zustandekommen eines Shunts bei negativem Röntgenbefund möglich zu sein. Die Entstehung von Atelektasen hinter einem Bronchusverschluß ist zeitlich abhängig von der Resorptionsgeschwindigkeit des im betroffenen Gebiet enthaltenen Gasgemisches. Für Luft beträgt sie nach Untersuchungen an Hunden (CORYLLOS/BIRNBAUM u. a. [8, 9, 10]) 16 Std, nach SENNING [11] sogar bis 48 Std im Gegensatz zum O_2, der innerhalb 15 min aufgenommen wird. So ist es erklärlich, daß es in den von der Ventilation ausgeschalteten, jedoch Luft enthaltenden Gebieten zur Entstehung von Shunts bei gleichzeitig negativem Röntgenbefund kommen kann. Zur Entdeckung einer im Entstehen begriffenen Atelektase scheint deshalb die Blutgaskontrolle anderen physikalisch-röntgenologischen, diagnostischen Methoden zeitlich voraus zu sein. – Selbst bei massiven Atelektasen jedoch zeigen unsere Untersuchungen an 10 Patienten, daß eine Cyanose im klinischen Betrieb leicht übersehen wird und Blutgaskontrollen in regelmäßigen Abständen auch nach Abdominaleingriffen von großem Nutzen sind.

Das späte Auftreten des pO_2- und Sättigungs-Abfalles am 1. postoperativen Tag spricht bei unseren Patienten gegen die Narkose und künstliche Beatmung als ursächliche Faktoren für eine alveoläre Mangelbelüftung [12].

Zusammenfassung

Bei 45 Patienten wurden die Blutgasverhältnisse im postoperativen Verlauf geprüft. Die auf den Operationstag beschränkten signifikanten Veränderungen des pH, des Standardbicarbonates und des pCO_2 sind wahrscheinlich als Nachwirkungen der Narkose und Operation zu interpretieren. Das spätere Absinken des pO_2 und der O_2-Sättigung am 1. postoperativen Tag dürfte hingegen bei unseren Patienten nach Bauchoperationen durch andere Faktoren, besonders Schonatmung, bedingt sein, woraus eine Unterbelüftung bzw. ein Kollaps kleinster multipler Alveolarbezirke mit entsprechender Zunahme intrapulmonaler Shunts resultiert. Es wird auf die Wichtigkeit regelmäßiger Blutgaskontrollen auch in der Bauchchirurgie zur Früherkennung von respiratorischen Komplikationen (besonders von Atelektasen) hingewiesen.

Literatur

1. Beecher, H. K.: The measured effect of laparatomy on the respiration. J. clin. Invest. 12, 639–649 (1933).
2. Anscombe, A. R.: Pulmonary complications of abdominal surgery. Chicago: Year book Publishers Inc. 1957.
3. Bevan, G.: Factors affecting respiratory capacity in patients undergoing abdominal surgery. Brit. J. Surg. 49, 126 (1961).
4. Hamilton, W. K., J. S. McDonald, H. W. Fischer, and R. Bethards: Postoperative, respiratory complications: comparison of arterial gas tensions, radiographies and physical examinations. Anesthesiology 25, 607–612 (1964).
5. Diament, M. L., and K. N. V. Palmer: Postoperative changes in gas tensions of arterial blood and in ventilatory function. Lancet 2, 180–182 (1966).
6. Laver, M. B., and H. H. Bendixen: Atelectasis in the surgical patient. Recent conceptual advances. Progr. Surg. 5, 1–37 (1966).
7. Bendixen, H. H., G. M. Smith, and J. Mead: Pattern of ventilation in young adults. J. Appl. Physiol. 19, 195 (1964).
8. Coryllos, P. N., and G. L. Birnbaum: Studies in pulmonary gas aspiration in bronchial obstructions. Amer. J. Med. Sc. 183. 326–347 (1932).
9. Loeschke, H. H.: Zur Theorie der Absorption von Gasansammlung im Organismus unter besonderer Berücksichtigung der Atelektasebildung. Z. Naturforsch. (B) 13, 803 (1958).
10. Dale, A. W., and H. Rahn: Rate of gas absorption during Anesthesia. Amer. J. Physiol. 170, 606 (1952).
11. Senning, Å.: Nordisk Medicin 54, 1387 (1955).
12. Bendixen, H. H.: Impaired oxygenation in surgical patients during general anesthesia with controlled ventilation. New. Engl. J. Med. 269, 991–996 (1963).

pH-Wert und Pufferkapazität kolloidaler und kristalloider Infusionslösungen

Von **F. W. Ahnefeld, M. Halmágyi** und **I. Alberts**

Aus dem Institut für Anaesthesiologie (Direktor: Prof. Dr. R. Frey)
der Universität Mainz

In den zurückliegenden Jahren haben die metabolischen Aspekte im Ablauf und damit in der Therapie des Schocks eine vorrangige Bedeutung erlangt. Stets jedoch resultieren die metabolischen Veränderungen aus der den Schock charakterisierenden Störung zwischen Herzzeitvolumen und peripherem Bedarf, die in den operativen Fächern fast ausschließlich auf ein Volumendefizit zurückzuführen ist. Auch unter Beachtung des Stoffwechselgeschehens muß daher die Wiederherstellung der Normovolämie erfolgen, um auf dieser Basis dann noch notwendige Korrekturen im Säure-Basenhaushalt durchführen zu können. Bei der Erstversorgung eines Schockpatienten kommen heute fast ausschließlich kolloidale Volumenersatzmittel zur Anwendung. Die im Handel befindlichen Plasmaexpander haben unterschiedliche pH-Werte, wobei PVP- und Dextranpräparate im sauren Milieu liegen. Diese Tatsache nahmen Pfeiffer u. a. zum Anlaß, vor der Verabreichung dieser Lösungen im Schock zu warnen, da insbesondere die Infusion größerer Mengen zur Verstärkung der acidotischen Stoffwechsellage und damit indirekt u. a. auch zu Hämostasedefekten führen müßte. Diese weitreichende Schlußfolgerung bedurfte einer Überprüfung, obwohl feststeht, daß nicht der pH-Wert einer Lösung, sondern nur deren Pufferkapazität für die aufgeworfene Frage von Bedeutung sein kann. Im folgenden möchten wir die Ergebnisse von in-vitro- und klinischen Untersuchungen vorlegen, die die Unterschiede zwischen pH-Wert und Pufferkapazität einiger handelsüblicher Lösungen verdeutlichen.

Bereits hieraus ist zu folgern, daß der pH-Wert einer Lösung keine Rückschlüsse auf die Pufferkapazität zuläßt.

In einer zweiten Untersuchungsreihe gaben wir zu 10 ml heparinisiertem Frischblut fraktioniert in Stickstoffatmosphäre insgesamt 250 ml der verschiedenen kolloidalen und kristalloiden Infusionsmittel und registrierten kontinuierlich die infolge der Zugabe auftretenden pH-Veränderungen.

Trotz einer 25fachen Verdünnung des vorgegebenen Blutes, die im therapeutischen Bereich nie vorkommt, traten bei Zufuhr von Macrodex,

Tabelle 1. *Titrationswerte*

Präparat	pH-Veränderung nach einmaliger Zugabe von 0,3 ml 0,1 n NaOH zu 25 ml Infusionslösung	
	Ausgangs-pH	End-pH
Macrodex Charge M 40	5,28	7,90
Rheomacrodex Charge RH 1395	5,26	7,37
Haemaccel Charge 401	7,03	7,12
Neosubsidal a)	5,55 mit 0,01 n NaOH	5,55
b)	5,55 mit 0,1 n NaOH	5,67

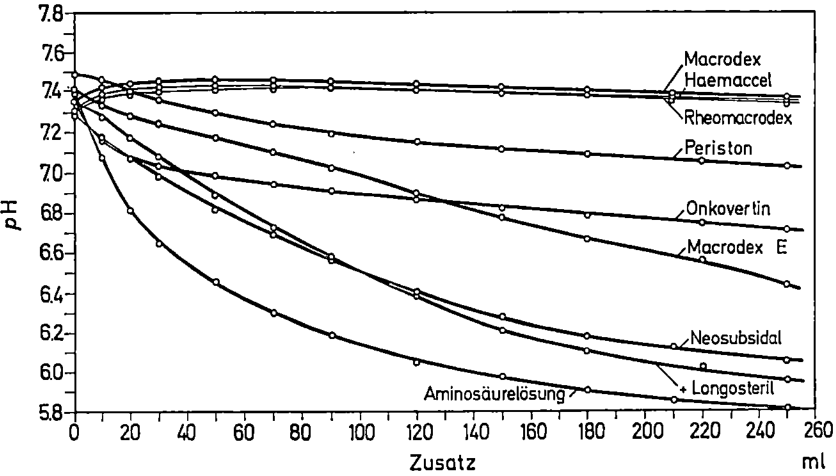

Abb. 1. pH-Veränderungen des Blutes nach Zugabe von Infusionslösungen

Rheomacrodex und Haemaccel keine statistisch signifikanten Veränderungen des Ausgangs-pH-Wertes ein. Daraus ist zu schließen, daß die Pufferkapazität dieser Lösungen sehr gering sein muß. Auf die Besprechung der kristalloiden Infusionsmittel müssen wir hier aus Zeitgründen verzichten, obwohl wir gerade bei diesen Mitteln für eine Vollbilanzierung Angaben über die Gesamtpufferkapazität und nicht nur über den alkalisierenden Anteil für wünschenswert hielten.

In einer dritten Reihe wurde nochmals eine Titration von Macrodex und Haemaccel, diesmal mit heparinisiertem Frischblut vorgenommen.

Auch diese Ergebnisse bestätigen die geringe Pufferkapazität von Macrodex und Haemaccel.

Ein klinisches Beispiel aus einer Untersuchungsreihe von 24 Patienten mit unterschiedlichen Verletzungen ausgewählt, zeigt die Einwirkung eines kolloidalen Volumenersatzmittels bei bereits ausgeprägter metabolischer Acidose, wobei wir in diesen Fällen zur Klärung der hier anstehenden Frage absichtlich auf jede zusätzliche alkalisierende Therapie verzichteten.

Tabelle 2. *Titration von Macrodex und Haemaccel mit Frischblut*

Blutmenge (Blut-pH = 7,37)	pH-Veränderungen bei Macrodex und Haemaccel	
	(5 ml)	(5 ml)
Ausgangswerte:	**5,31**	**7,18**
0,1	7,13	7,22
0,2	7,24	7,25
0,3	7,31	7,29
0,4	7,36	7,33
0,5	7,37	7,35

Tabelle 3. *Schock und metabolische Acidose*

S. B., 36 J., Diagnose:	Oberschenkelfraktur bds. Klinikaufnahme 95 min nach dem Trauma keine Therapie

Zeit:

0'	*Ausgangswerte:*	RR 105/90, Puls 128/min
	Vol.-Bestimmung	Istwert 3100 ml, Sollwert 4650 ml *Defizit:* 1550 ml
	Astrup-Werte:	pH 7,26, pCO$_2$ 38 mmHg, Standardbic. 18,4 mval/l *Basenüberschuß:* —7,4
	Therapie:	1500 ml Macrodex + 500 ml Tutofusin EL 5
70'	*Kontrollwerte:*	RR 125/80, Puls 88/min
	Vol.-Bestimmung	Istwert 4380 ml, Sollwert 4650 ml
	Astrup-Werte:	pH 7,41, pCO$_2$ 38 mmHg, Standardbic. 24,6 mval/l *Basenüberschuß:* —0,2

Tierexperimentelle Untersuchungen von KRÜGER u. Mitarb. sowie SILVAY u. Mitarb. bestätigen diese Befunde.

Zusammenfassung

1. Zwischen dem pH-Wert einer Lösung und deren Pufferkapazität besteht keine Beziehung.

2. Die im Handel befindlichen kolloidalen Volumenersatzmittel auf Dextran- und Gelatinebasis besitzen unabhängig von ihrem Ausgangs-pH-Wert eine geringe Pufferkapazität.

3. Entgegen der Annahme von Pfeiffer u. a. wird die im Schock vorhandene metabolische Störung durch die Anwendung dieser Mittel nicht verstärkt. Eine frühzeitige und dem Verlust entsprechende Zufuhr kolloidaler Mittel kann mit Sicherheit metabolische Dysregulationen vermeiden oder auch bereits eingetretene bis zu einem gewissen Grade sogar ohne zusätzliche alkalisierende Therapie ausgleichen.

Literatur

Krüger, B., M. Nasseri u. E. S. Bücherl: Tierexperimentelle Untersuchungen zur Behandlung des fortgeschrittenen hämorrhagischen Schocks durch Blutreinfusion bzw. Infusion von niedermolekularem Dextran. Klin. Med. 21, 301 (1966).

Müller, K. H.: Zur Frage der Änderung des Säure-Basen-Gleichgewichtes durch Infusionslösungen. Arzneimittel-Forsch. 13, 607 (1963).

Pfeiffer, G.: Blutersatz durch Plasmaexpander – die Reaktion im Gerinnungssystem. Geburtsh. u. Frauenheilk. 26, 720 (1966).

Silvay, G., M. Schnorrer, E. Sujansky u. J. Styk: Die Auswahl von Ersatzlösungen zur Füllung der Herz-Lungen-Maschine. Langenbecks Arch. klin. Chir. 316, 630 (1966).

Fehlerquellen der Meßverfahren des Säure-Basen-Haushaltes

Von **W. E. Zimmermann** u. **B. Breithaupt**

Aus der Chirurgischen Universitätsklinik Freiburg im Breisgau
(Direktor: Professor Dr. H. Krauss)

Wenn wir von technischen Mängeln bei der Gewinnung von Blut oder Plasma für die Messungen des Säure-Basen-Haushaltes absehen, so sind jedoch im Meßverfahren selbst und im untersuchten Medium Fehlerquellen nachzuweisen, deren Bedeutung im folgenden kurz erörtert werden soll.

Zur Bestimmung der Kohlensäurespannung im Blut werden heute im wesentlichen 3 Verfahren angewendet:

a) Die direkte Meßmethode mit der stabilisierten Ganzglaselektrode (Gleichmann und Lübbers, Makro- und Mikro-Methode, Eschweiler)

b) Die manometrischen Meßmethoden, bei denen zur Bestimmung des pCO_2 die Berechnung mit der Hasselbalch-Henderson-Gleichung erfolgt (van Slyke)

c) Die indirekten Messungen durch Tonometrierung zweier bekannter Gaskonzentrationen und Ablesung des pCO_2 aus Nomogrammen (Singer und Hastings; Siggaard-Andersen), deren Grundlage die Hasselbalch-Henderson-Gleichung darstellt.

Bei Patienten mit art. Kohlensäurespannungen zwischen 25–35 mmHg und 35–45 mmHg zeigt ein Vergleich zwischen den Untersuchungsergebnissen Tab. 1a mit der direkten Meßmethode im art. Blut und der indirekten Bestimmung mit Hilfe der Hasselbalch-Henderson-Gleichung keine signifikante Differenz (Gaudebout et al.).

Tabelle 1a. *Vergleich der pCO_2-Werte durch direkte Messung mit der Ganzglas-Makro-Elektrode (Gleichmann und Lübbers) und indirekte Bestimmung durch Berechnung mit Hilfe der Hasselbalch-Henderson-Gleichung*

Meßbereiche des pCO_2 mmHg	n	Differenz der Durchschnittswerte	p
35,0 − 24,0	10	− 0,43 ± 0,74	nicht signifikant
45,0 − 35,1	17	+ 0,16 ± 0,61	nicht signifikant
55,0 − 24,5	42	+ 0,44 ± 0,57	nicht signifikant
55,0 − 45,1	15	+ 1,33 ± 1,25	p = 0,05
65,0 − 55,1	12	+ 2,01 ± 1,79	p > 0,05
75,0 − 55,1	20	+ 1,90 ± 1,32	p > 0,01
75,0 − 65,1	8	+ 1,73 ± 2,05	nicht signifikant
105,0 − 75,1	3	+10,70 ± 5,59	p = 0,07

Für art. CO_2-Spannungen, die hingegen nur gering über den Normbereich erhöht sind (45–55 mmHg), lassen sich bereits deutliche Unterschiede feststellen, die an der Grenze der Signifikanz liegen. Bei pCO_2-Werten über 55 mmHg beobachten wir dann stets eine signifikante Differenz. Der errechnete Mittelwert für die Differenz beträgt $+1,4 \pm 0,8$. Dies entspricht einem Wert von $\pm 6,4$ mmHg.

Tabelle 1b. *Vergleich der pCO_2-Werte durch direkte Messung mit der Ganzglas-Makro-Elektrode (Gleichmann und Lübbers) und indirekte Messung nach Astrup und Auswertung mit dem Nomogramm von Siggaard-Andersen*

Meßbereiche des pCO_2 mmHg	n	Differenz der Durchschnittswerte	p
30,0 − 13,0	21	− 0,35 ± 0,63	nicht signifikant
45,0 − 30,1	10	+ 0,57 ± 1,62	nicht signifikant
57,2 − 45,1	6	+ 1,80 ± 1,46	P = 0,05
57,2 − 13,0	37	+ 0,25 ± 0,65	nicht signifikant

Die Gegenüberstellung der Resultate der direkten Meßmethoden zu denen der indirekten Messung nach Astrup und die Bestimmung des pCO_2 mit dem Siggaard-Andersen-Nomogramm zeigt ebenfalls bei einer Kohlensäurespannung über 45 mmHg eine an der Grenze der Signifikanz liegende Differenz (Tab. 1b). Ebenso weisen die mit der Ganzglas-Mikro- und Makroelektrode direkt gemessenen pCO_2-Werte erst ab einer Kohlensäurespannung über 45 mmHg eine zwar kleine, aber deutlich signifikante Differenz zu ungunsten der Mikroelektrode auf (Tab. 1c).

Tabelle 1c. *Vergleich der pCO_2-Werte durch Messung mit der Ganzglas-Makro- und Mikroelektrode (Gleichmann und Lübbers)*

Meßbereiche des pCO_2 mmHg	n	Differenz der Durchschnittswerte	p
34,9 − 17,8	17	+ 0,10 ± 0,61	nicht signifikant
44,9 − 35,0	18	+ 1,25 ± 0,69	p > 0,01
80,5 − 45,0	18	+ 1,30 ± 0,77	p > 0,01
80,5 − 17,8	53	+ 0,90 ± 0,42	p > 0,001

Die Tatsache, daß gerade bei den Verfahren, die letztlich auf der Hasselbalch-Henderson-Gleichung basieren, signifikante Differenzen von

$\pm$ 6,5 mmHg entstehen, mußte zu der Überprüfung führen, welcher Faktor der Gleichung

$$pH = pK' + \log \frac{\text{Bicarbonat}}{\text{freie Kohlensäure}}$$

für die Abweichungen verantwortlich gemacht werden kann.

Bekanntlich errechnet sich die freie Kohlensäure aus dem Löslichkeitskoeffizienten α (bei 37 °C 0,521) und dem Partialdruck der Kohlensäure (mmHg) zu.

$$\alpha \times \frac{pCO_2 \times 100}{760}$$

Die vorwiegend als Bicarbonat gebundene Kohlensäure ist gleich der gesamten Kohlensäure abzüglich der freien, so daß die Gleichung nach Hasselbalch-Henderson geschrieben werden kann:

$$pH = pK' + \log \left(\frac{\text{Gesamt-}CO_2}{0,1316 \times \alpha \times pCO_2} - 1 \right)$$

woraus wir für die Bestimmung der Kohlensäure ableiten können:

$$pCO_2 \text{ (mmHg)} = \frac{\text{Gesamt-}CO_2 \text{ (Vol\%)}}{0,1316 \times \alpha \times (10\,pH - pK'_1 + 1)}$$

Diese Darstellung demonstriert die Bedeutung des CO_2-Absorptionskoeffizienten für die Berechnungen der Kohlensäurespannung.

Da wir bei Patienten mit erhöhtem Hämatokrit und Polycythämie extremste Differenzen zwischen direkter pCO_2-Messung und Berechnung des pCO_2 mit der Hasselbalch-Henderson-Gleichung erhalten, untersuchten wir u. a. den CO_2-Absorptionskoeffizienten α in Elektrolyt-, Glucose- und Aminosäurelösungen, Plasmaexpandern und Pufferlösungen und das Ausmaß seiner Änderung bei einer prozentualen Mischung des Infusionsmittels mit Blut.

Die gewonnenen Ergebnisse sind in Tab. 2 zusammengestellt. Neben dem CO_2-Absorptionskoeffizienten α interessierte die gelöste Menge CO_2. Im Vergleich zu dem Serumwert ist der CO_2-Absorptionskoeffizient α von Tutofusin, Macrodex und Rheomacrodex deutlich geringer und der der Aminosäurelösungen vermehrt. Eine mit dem Blut isotonische 0,3 M THAM-Lösung in Hydrorheodextran, deren pH-Wert durch Äpfelsäure auf 7,6 titriert wurde (Antischocklösung), verdoppelt hingegen den CO_2-Absorptionskoeffizienten und damit das Ausmaß der gelösten CO_2-Menge. Die Kombination THAM-Glucose verstärkt diesen Effekt noch beträchtlich. Ob darin eine Erklärung für die günstigen Auswirkungen auf die Nierendurchblutung und für den Effekt als osmotisches Diuretikum zu sehen ist, bedarf noch einer Überprüfung (ZIMMERMANN). In weiteren Untersuchungen kontrollierten wir bei zunehmender prozentualer Zu-

Tabelle 2. *Bestimmung des CO_2-Absorptionskoeffizienten bei 37 °C in verschiedenen Infusionslösungen und im Serum*

Lösungsmittel	n	Vol.-% CO_2	$\bar{x}\,\alpha\,(CO_2)$	$s\bar{X}$
Tutofusin	20	33,980	0,372	0,215
Macrodex (70000 mM)	20	39,759	0,436	0,026
Rheomacrodex (38000 mM)	20	40,173	0,442	0,057
NaCl (physiol.)	20	42,863	0,479	0,533
Glucosteril 5 %	20	43,948	0,488	0,016
Osmofundin 10 %	20	45,523	0,498	0,241
Sterofundin A	20	45,953	0,506	0,014
Sterofundin B	20	46,344	0,506	0,020
Haemaccel	20	49,558	0,543	0,029
Eufusol D 5	20	49,853	0,544	0,023
Aminofusin	20	53,484	0,585	0,012
Serum x (eigener Wert) 37 °C	10	55,368 ^{x}	0,605 ^{x}	0,081 ^{x}
(VAN SLYKE et al., 38 °C			0,510	
(SINGER u. HASTINGS 37°)			0,526	
(BARTELS,				
WRBITZKY 37 °C)			0,515	
Schiwasol LS	20	53,862	0,612	0,027
Hydrorheodextran + THAM (0,3 M = 36 g/l)	20	80,649	0,889	0,070
Glucosteril + THAM (0,3 M = 36 g/l)	20	95,022	1,041	0,094

n = Anzahl der Messungen; $\bar{x}$ = Mittelwert; $s\bar{X}$ = mittlerer Fehler des Mittelwertes; (x = nicht mit Milchsäure angesäuert)

$$\left(\alpha = \frac{760}{pCO_2} \cdot \frac{C_{CO_2}sol}{100} \cdot \frac{V_R}{V_{\ddot{A}}}\right)\,;\ C_{CO_2}sol = \text{physikalische Lösung von } CO_2 \text{ in}$$

ml/100; $V_R/V_{\ddot{A}}$ = Volumina bei der Äquilibriertemp.; pCO_2 = Äqiulibrier-CO_2-

Druck $\left(p_{CO_2} = \dfrac{99,8}{100} \times \text{Barometerstand} - P_{H_2O}\right)$

mischung von jeweils physiologischer Kochsalzlösung, Glucose, Gelatine oder Hydrorheodextran-THAM-Lösung zum Blut die Veränderung des CO_2-Absorptionskoeffizienten α (Abb. 1).

Mit Zunahme des Blutanteils verzeichnen wir interessanterweise sowohl bei physiologischer Kochsalzlösung als auch bei Glucose und Gelatine eine Steigerung des CO_2-Absorptionskoeffizienten von 0,5 auf 0,72. Eine gegenseitig potenzierende Wirkung von Blut und Lösungsmittel kann daraus abgeleitet werden.

Ein völlig anderes, teils umgekehrtes Verhalten zeigt der CO_2-Absorptionskoeffizient der THAM-Lösung in Hydrorheodextran. Bei der Mischung von 20% Blut: 80% Infusionsmittel erhöht sich der CO_2-Absorptionskoeffizient von 0,889 auf 1,531 und beträgt bei 40% Blut und 60% Infusionsmittel immer noch 1,0 – ein Phänomen, das nicht ohne weiteres zu erklären ist, zumal bei einem Mischungsverhältnis von 80% Blut: 20% Infusionsmittel eine Abnahme des CO_2-Absorptionskoeffizienten unter den

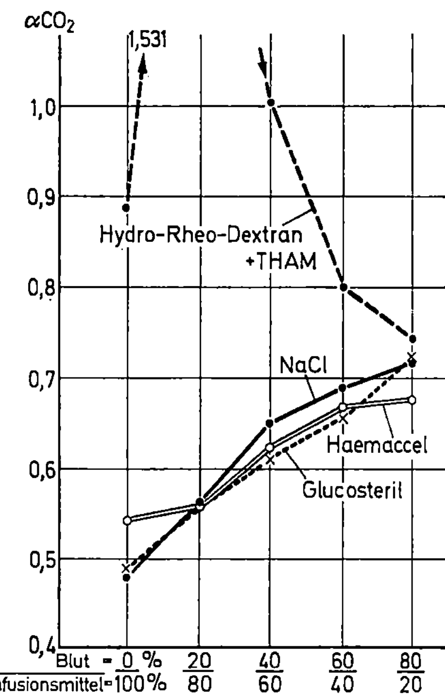

Abb. 1. Änderung des CO_2-Absorptionskoeffizienten für Glucose- und physiol. Kochsalzlösung, das Gelatinepräparat Haemaccel und die antiacidotische Substanz THAM (Trishydroxymethylaminomethan) als 0,3 M Lösung (36 g/l) in Hydrorheodextran bei einer prozentualen Zumischung von 0–100 % Blut zum Infusionsmittel. Bemerkenswert die Zunahme des CO_2-Absorptionskoeffizienten bei NaCl- und Glucoselösung sowie Haemaccel und der umgekehrte Effekt der Hydrorheodextran-THAM-Lösung

Ausgangswert und eine Angleichung an den Wert der übrigen Lösungsmittel erfolgt.

Daraus ergibt sich, daß bei einer Substitution von 20–40% des Gesamtblutvolumens der CO_2-Absorptionskoeffizient so verändert wird, daß gegenüber dem Ausgangswert 40% mehr CO_2 gelöst werden.

Dies berechtigt zu dem Hinweis, daß bei allen Meßverfahren und Berechnungen des pCO_2, die auf der Hasselbalch-Henderson-Gleichung aufgebaut sind, dem CO_2-Absorptionskoeffizienten und dessen iatrogener Änderung entsprechende Bedeutung beigemessen werden sollte.

Tragen wir die Veränderungen der art. Kohlensäurespannung, wie sie bei einer respiratorischen Acidose auftreten, in einem pH (log H^+)-HCO_3^--Diagramm auf (Abb. 2), so erkennen wir, daß bei einer Steigerung des

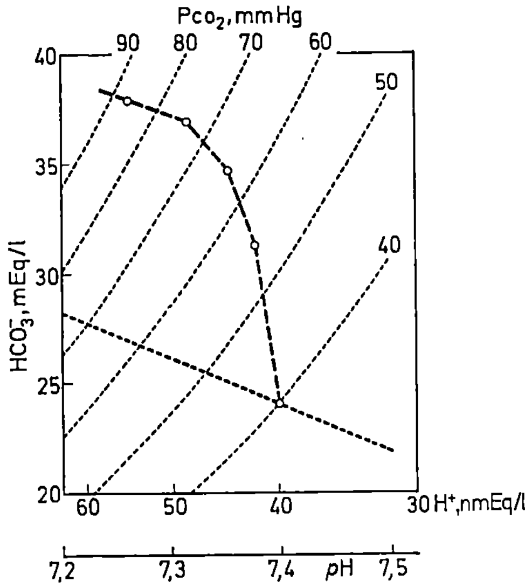

Abb. 2. Beziehung zwischen dem art. pCO_2 (mmHg), der H^+-Konzentration (art. pH-Wert) und der HCO_3^--Konzentration im Zusammenhang mit der CO_2-Äquilibrationskurve für Plasma in vivo

pCO_2 auf 70 mmHg die Kurve in etwa dem Verlauf der Kurve für die Gesamt-Körperpufferanionen entspricht. Bei gleichzeitiger Minderung der Sauerstoffspannung erhöht sich die Tendenz zur Zunahme der Wasserstoffionenkonzentration und Verminderung des Bicarbonatwertes. Dies deutet darauf hin, daß die renale Wasserstoffionenausscheidung und die Reabsorption von Bicarbonat ihre maximale Kapazität erreicht haben. Der Austausch der Wasserstoffionen- und Bicarbonatkonzentration, der durch einen weiteren Anstieg von PCO_2 bedingt wird, unterliegt dann letztlich dem Pufferungsprozeß des Gesamtkörpers. Dies kann nur erfolgen, indem andere, die Wasserstoffionen reduzierende Prozesse das klinische Bild überlagern.

Bei allen indirekten Meßmethoden zur Bestimmung des pCO_2 und des Säure-Basen-Haushaltes werden deshalb nur unobjektive Meßergebnisse gewonnen.

Wertet man das Base Excess als quantitatives Maß für die renale H-Ionenausscheidung und Bicarbonatreabsorption und setzt dazu die art.

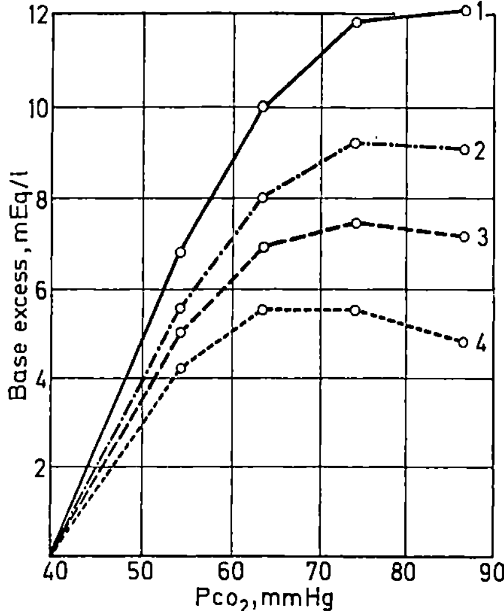

Abb. 3. Beziehung zwischen art. CO_2-Spannung und Base Excess-Spiegel bei chronisch respiratorischer Acidose. Die Berechnung erfolgte nach dem Normogramm von Siggaard-Andersen

1. CO_2-Äquilibrationskurve für abgetrenntes Plasma
2. Wahres Plasma des Blutes (8 g/100 ml), das denselben Verlauf wie Kurve 1 aufweisen sollte.
3. Wahres Plasma von voll oxygeniertem Blut mit der Hb-Konzentration des Patienten.
4. Wahres Plasma des Blutes mit derselben Hb-Konzentration, jedoch Verminderung der art. O_2-Sättigung ,wie sie zum Zeitpunkt der Untersuchung des Patienten vorlag.

Kohlensäurespannung in Beziehung (Abb. 3), so wird eine Differenz zwischen den verschiedenen Meßmethoden besonders deutlich. Trotz eines erheblichen Unterschieds des Base Excess gleichen sich die Kurven nach Anstieg des pCO_2 auf 70 mmHg in ihrem weiteren Verlauf. Kurve 1 entspricht der CO_2-Äquilibrationskurve für abgetrenntes Plasma. Sie zeigt einen wesentlichen Unterschied zu der Kurve des wahren Plasmas (2), die eigentlich der CO_2-Äquilibrationskurve in vivo entsprechen sollte mit einer Konzentration von 8 g/100 ml. Berücksichtigen wir noch die Hämoglobinkonzentration des Patienten, so erhalten wir schließlich Kurve 3. Stellen wir dabei die art. Sauerstoffsättigung her wie zum Zeitpunkt der Untersuchnug des Patienten, so entsteht Kurve 4.

Die dargelegten signifikanten Differenzen bei der indirekten Bestimmung des pCO_2 können heute durch die direkte Messung im art. Blut mit Ganzglas-Makro- oder Mikroelektroden weitgehend vermieden werden, so daß eine exaktere Messung des Säure-Basen-Haushaltes möglich wird, die

die unumgängliche Voraussetzung für eine zweckentsprechende Therapie des Säure-Basen-Haushaltes mit geeigneten Infusionssubstanzen ist.

Literatur

BARTELS, H. und R. WRBITZKY: Bestimmung des CO_2-Absorptionskoeffizienten zwischen 15 und 38 °C in Wasser und Plasma; Pflügers Arch. ges. Physiol. 271, 162 (1960).

GAUDEBOUT, P.: Symposion der N. Y. Acad. Sci. "Current Concepts of Acid-Base Measurements", Dez. 1964, persönl. Mittlg.

SINGER, R. B., and A. B. HASTINGS: An improved clinical method of disturbances of acid-base-balance of human blood. Medicine 27, 223 (1948).

VAN SLYKE, D. D., J. SENDROY, A. B. HASTINGS, and J. M. NEILL: Studies of gas and electrolyte equilibria in blood. The Solubility of carbon dioxyd at 38° in water, salt solution, serum and blood cells. J. biol. Chem. 78, 765 (1928).

ZIMMERMANN, W. E.: Die metabolische Azidose und ihre Bedeutung für die Nierendurchblutung. Langenbecks Arch. klin. Chir. 313, 984 (1965).

ZIMMERMANN, W. E.: Veränderungen des Säure-Basen-Haushaltes beim traumatischen und haemorrhagischen Schock, ihre Wirkung auf die Nierendurchblutung und deren therapeutische Beeinflussung. Habil.-Schrift Freiburg i. Br., (1966)

Diskussion

Lawin: Gestatten Sie mir ganz kurz einige Bemerkungen zu den Ausführungen von Herrn BENKE, insbesondere zur Therapie der metabolischen Alkalose. Wenn wir das Resultat der Blutgasanalyse haben und finden als Ergebnis eine metabolische Alkalose, dann müssen wir die Klinik zu Rate ziehen und fragen: liegt hier eine „Substraction alkalosis" vor oder eine „Addition alkalosis"? Erst danach können wir unsere therapeutischen Maßnahmen einleiten. Herr BENKE hat ganz richtig gesagt, daß bei einer Verlustalkalose, die mit Hypokaliämie und Hypochlorämie vergesellschaftet ist, Kaliumchlorid und Lysin-Hydrochlorid den Infusionslösungen zugesetzt werden sollten. Dies bestätigen auch die Berichte von KASSIRER und SCHWARZ aus Boston, die 1965 und 1966 im Amer. J. Med. mehrere Arbeiten darüber verfaßt haben. Anders ist es aber, wenn eine „Addition alkalosis" vorliegt. Meistens sind hier die Elektrolytwerte im Serum normal und wir können dann nicht Lysin-Hydrochlorid zuführen. Dann bleibt uns nichts anderes übrig, als diese Alkalose mit n/10 Salzsäure-Infusionen zu behandeln, denn damit geben wir eine säuernde Substanz hinzu und nicht etwas, was dem Körper noch fehlt. Steht gleichermaßen auch noch eine Rest-N-Steigerung bei dem Pat. zur Debatte, dann sollten wir mit dem Lysin nicht noch Aminosäuren hinzugeben, um den Organismus weiter mit Stickstoff zu belasten. Wir differenzieren also und geben bei einer Verlustalkalose Kaliumchlorid und darüber hinaus Lysin-Hydrochlorid und bei anderen Störungen, wie z. B. beim Leberkoma, HCl-Infusionen. Wir haben bei den HCl-Infusionen keine Störungen an der Venenwand feststellen können, auch nicht bei den Patienten, die gestorben waren und seziert worden sind. Wir gehen da aber nach den Angaben von Herrn OPDERBECKE vor und legen einen oberen Cavakatheter und prüfen, ob er auch wirklich in der Cava superior liegt.

Benke: Ich möchte trotzdem die Meinung vertreten, daß n/5- oder n/10-normale HCl-Zufuhr dem Pat. gar nicht gut tut. Grundsätzlich glaube ich sollte man festhalten, daß das Wesentliche die Zufuhr von Chloriden ist.

N. N!: Bei einer Acidose kann durch Trispuffer oder Natriumbicarbonat das gestörte Wasserstoffionengleichgewicht prompt korrigiert werden. Nun gibt es aber Zustände einer latenten Acidoseneigung, z. B. bei der chronischen Niereninsuffizienz, bei der Äthernarkose, bei der Verbrennungskrankheit, oder bei frischoperierten älteren Leuten, die es wünschenswert erscheinen ließen, ein Therapeutikum zu haben, das nur protrahiert neutralisieren kann. Hier stünden zur Verfügung: das Natrium-Lactat, das Natrium-Acetat und theoretisch auch das Natrium-Malat oder das Natrium-Oxalat. Ich möchte die Referenten fragen, wie sie die Anwendung dieser Mittel werten und ob sie eigene Erfahrungen in der klinischen Anwendung besitzen?

Zimmermann: Ich glaube, daß die hier aufgeworfene Frage sehr wichtig ist. Nach eigenen Untersuchungen in der Klinik und auch im Tierexperiment können wir dazu Stellung nehmen. Lactat wird sicher nicht in ausreichender Menge umgebaut und kann auch dann kein Bicarbonat freisetzen, wenn der Leberstoffwechsel eingeschränkt ist, bzw. die Leberdurchblutung herabgesetzt ist. Das dürfte vorwiegend gerade bei diesen Pat., von denen eben gesprochen wurde, der Fall sein. Das Acetat ist sicher ein sehr günstiger Puffer, auch das Malat, aber auch diese beiden Substanzen setzen die volle Funktion des Citronensäure-Cyclus voraus. Es dürfte wahrscheinlich nach bisher vorliegenden Untersuchungen nicht zutreffen, daß sie in ausreichender Weise den weiteren Abbau des Citronensäure-Cyclus begünstigen und dadurch energiereiches Phosphat zur Verfügung stellen, um das es ja letzten Endes geht.

Kettler: Ich möchte etwas zum Vortrag von Herrn Prof. JUST sagen bezüglich der Hyperventilation bei Gefäßoperationen. An sich entsteht ja die metabolische Acidose als Folge der Hypoxie im Gewebe. Wenn man jetzt hyperventiliert – vor allem kam das in den Vorträgen von Frau GATTIKER schön heraus –, so wird die Nutzbarkeit des Sauerstoffs durch das Gewebe herabgesetzt. Außerdem wird die Durchblutung aller Organe, nicht nur die des Gehirns, erheblich reduziert. Ich glaube daher, daß eine Normoventilation – ich stütze mich lediglich auf mir zugängliche Referate aus anderen Arbeiten – ja vielleicht sogar eine Hypoventilation besser ist. Das gilt ganz besonders für Operationen am Gefäßtrakt des Cerebrums, wo ja KEATS u. Mitarb. nachgewiesen haben – auch aus Zürich liegt eine Arbeit von HOSSLI vor –, daß eine Erhöhung des pCO_2 von 40 auf 60 Torr. zu einer Vermehrung der Hirndurchblutung um etwa 100% führt. Wenn man diesen Effekt nicht ausnutzt – besonders natürlich in der Phase des Clamping –, sondern sogar hyperventiliert, so ist das nach meinem gesunden Menschenverstand falsch.

Just: Wenn aus meinen Ausführungen hervorgegangen sein sollte, daß wir bei Gefäßoperationen eine Hyperventilation durchführen, so bin ich falsch verstanden worden. Es ist bekannt, daß vor allem bei Gefäßeingriffen am Cerebrum sich eine Hyperventilation sehr schädlich auswirkt und es gehört bei uns bereits zum Routineverfahren, bei diesen Operationen den Absorber herauszunehmen und zu normoventilieren.

Steinbereithner: Ich hätte vor allem an die ersten Referenten einige Fragen und wenn ich darf, kann ich gleich zu allen mich interessierenden Punkten diskutieren. Die erste Frage ginge an Herrn LAWIN und Herrn

HALMÁGYI gemeinsam. Herr HALMÁGYI hat gesagt, daß gerade bei der zentralnervösen Hyperventilation man umgehend dafür sorgen müsse, diesen Zustand zu beheben. Nun, ich darf ihn fragen, wie? Nicht deswegen, weil ich ihn in die Enge treiben will, sondern weil dies meines Erachtens ein echtes klinisches Problem darstellt. Denn der durch Wochen und Monate hyperventilierende Schädeltraumatiker – wir hatten einen Fall bis zu 2 Monaten beobachtet –, läßt sich nicht auf Normokapnie einstellen. Wir haben versucht, Kohlensäure-Gemische zu geben und es zeigt sich dabei das merkwürdige Phänomen, daß, was FROWEIN auch gezeigt hat, die Kohlensäureansprechbarkeit dieser Patienten offensichtlich enorm ver- schoben ist. Schon bei niedrigeren Kohlensäuredrucken kommt es zu erneuter, noch viel stärkerer Hyperventilation. Der andere Weg, der in Frage käme, und den Herr BERGMANN diskutiert hat, wäre der, die Pat. voll zu curarisieren. Einen Schädeltraumatiker in dieser Form am Respirator zu behandeln, ist zumindest diskutabel. Nun ist aber dazu zu sagen daß wir selbst in Untersuchungen zeigen konnten, daß sich hier ein merkwürdiges Gleichgewicht zwischen Blut und Liquor einstellt, daß nämlich das Liquor- pH trotz Hyperventilation und respiratorischer Alkalose völlig normal bleibt. Es treten also Zustände ein, die aus den Höhenversuchen von PAULI aus der Schweiz bekannt sind, die aber auch von SEVERINGHAUS bei den Anden-Experimenten gefunden wurden. Und ich glaube nicht, daß man – jetzt etwas überspitzt gesagt – einen Andenbewohner unbedingt zur Normokapnie zwingen sollte. Nun gibt es jedoch Fälle, die sehr stark hyperventilieren und bei denen, wie von uns mehrfach beschrieben, eine enorme Steigerung des Chloridspiegels im Blut bis zu 120 mval gefunden wird. Nun hat Herr LAWIN gerade auf die Hyperchlorämie und ihre Folgen hingewiesen. Im Rahmen seines kurzen Referates konnte er natürlich andeuten, wie er sich hierzu die Therapie vorstellt. Wir wären also dankbar, wenn wir hier Ratschläge haben könnten. Die von EICHLER gezeigte Magendialyse hat sich in einigen Fällen bewährt, aber im ganzen ist sie nicht befriedigend.

Herr ZIMMERMANN möge verzeihen, wenn ich ihn jetzt etwas stoße. Ich möchte gerne eine Stellungnahme zu den von ihm gezeigten Experimenten mit der Nierendurchblutung und dem TRIS haben. NELSON hat ja bekannt- lich das TRIS vollkommen hinuntergepuffert, bzw. angesäuert und hat mit gesäuertem TRIS die ganz gleichen therapeutischen Effekte erzielt. Spielt also jetzt die Acidose oder nur die Hyperosmolarität die Hauptrolle?

Und ein letztes zu Herrn ECKART. Gerade die von ihm gezeigten Excess-Lactat-Kurven beweisen unseres Erachtens nicht ganz das, was dort versucht wird, zu interpretieren. Denn es sind vorwiegend Fälle mit Hoch- anstieg des Excess-Lactats bei Fällen von Porta cava-Anastomosen. Nun ist ja bekannt – sowohl aus den Untersuchungen von BALLITSCH und auch Herr ZIMMERMANN hat heute mehrfach darauf hingewiesen –, daß es ja gerade die

Leber ist, die das Lactat abbaut. Wenn ich also eine schlechte Leberfunktion habe, so muß es zum Excess-Lactatanstieg kommen und es ist ein Glück, daß hier keine Acidose zusätzlich auftritt, denn wenn man jetzt diese Acidose mit TRIS puffert – ich verweise auf Ergebnisse von ALDRIDGE und andere –, dann steigt das Lactat weiter an. Also ich glaube, es ist mit der Interpretation derartiger Befunde größte Vorsicht am Platze.

Halmágyi: Ich pflichte Ihnen ganz bei, daß die Behandlung einer chron. Hyperventilation bei Schädel-Hirntraumen praktisch ein ungelöstes Problem ist. Viel einfacher ist es, wenn in der unmittelbaren postoperativen Phase oder gleich nach einem Unfall eine kurzfristige Hyperventilation auftritt. Dann ist natürlich die Behandlung mit Respiratoren zur Herbeiführung einer Normoventilation gegeben. Die Anwendung von atemdepressorischen Medikamenten ist ganz sicher nicht zu empfehlen, ebenso führt die Vergrößerung des Totraumes, oder die Gabe von CO_2 nicht zur Lösung dieses Problems.

Lawin: Zur ersten Frage von Herrn STEINBEREITHNER, zur Hyperventilation bei Schädel-Hirnverletzten. Wir haben in Heidelberg beim Symposium über Langzeitbeatmung schon darüber gesprochen und ich meine man kann mit Asistorgeräten diese Pat. zu einer Normoventilation zwingen. Nach 2–3 Tagen kann man das erreichen. Die Anwendung von Relaxantien kann notwendig werden, wenn es zu einer ausgeprägten Hyperventilation kommt, wie wir es in einem Fall beobachtet haben. Der Pat. hatte ein pCO_2 von 20 mmHg. Man muß ja berücksichtigen, daß diese Hyperventilation auch zu einer gesteigerten Atemarbeit führt und die sollte man gerade diesen Pat. abnehmen. Zur zweiten Frage, zur Hyperchlorämie. Die ist schon weitaus schwieriger zu beantworten. Ich meine aber, wenn man chlorfreie Infusionslösungen gibt, wird sich das Zustandsbild in einigen Tagen regulieren, wenn man auch gleichzeitig eine forcierte Diurese erreicht. Man kann hier vielleicht Mannitol geben, eigene Erfahrungen habe ich aber nicht. Es ist ja selten, daß eine Hyperchlorämie in excessiver, therapeutisch unbeeinflußbarer Form auftritt. Wir geben dann eben chloridfreie Infusionslösungen.

Zimmermann: Ich habe ja Bicarbonat im Vergleich zu THAM gezeigt und habe auch den pH-Wert mit dem Na-Bicarbonat ausgeglichen. Und dabei den Anstieg des pCO_2 erzielt, hingegen bei THAM nicht. Ihre Frage ist also absolut berechtigt, und ich darf jetzt vielleicht etwas neueren Untersuchungen vorweggreifen, die gerade noch in der Retorte sind. Wir sind bis jetzt der Ansicht, daß der Effekt des THAM auf die Nierendurchblutung, bzw. auch auf die Diurese mit an den distalen Tubuli ansetzt, weil eben bei einem normalen pH noch 30% des THAM dissoziiert vorliegen, in die Zelle vordringen und dort – auch in der Tubuluszelle –, den pH-Wert normalisieren, den wir heute, nicht wie bisher angenommen, bei 7,4 zu suchen haben, sondern bei 7,6 und mehr. Damit ist es auch gut verständlich, daß stärkere Entgleisungen und rasch eintretende Entgleisungen auch rasch zu einer Niereninsuffizienz führen.

Eckart: Zur letzten Frage von Herrn STEINBEREITHNER: wenn die Leberfunktionsstörung bei diesem Pat. für den Lactatanstieg verantwortlich wäre, dann wäre es bei der Pat., die auch Octapressin bekommen hat, unverständlich, warum nach Abklingen der Octapressinwirkung der Lactatexcess, bzw. die Lactate und Pyrovate wesentlich zurückfielen. Bei der 2. Pat., bei der der Venendruckanstieg bis auf 22 cm verbunden war mit dem Lactatanstieg, wäre es auch unverständlich, daß nach Normalisierung des Kreislaufs und des Venendruckes sich auch die Lactatwerte normalisierten. Und bei dem 3. Pat. kam der Lactatanstieg erst einen Tag vor dem Tod. Es war also bis dahin der Lactatwert normal. Erst mit dem Zugrundegehen der Leber, was sowohl bei der Obduktion festgestellt wurde, als auch in dem hohen Transaminaseanstieg zum Ausdruck kam, begann der Lactatanstieg. 6 Tage postoperativ waren die Lactatwerte trotz der vorhandenen Lebercirrhose und der Oesophagusblutung bei allen Pat. normal, bzw. hatten sich wieder normalisiert.

Just: Ich wollte noch ganz kurz eine andere Frage aufwerfen, und zwar den Einfluß der Acidose auf den Herzmuskel, bzw. auf die Herzleistung. Wir haben ja bis jetzt immer geglaubt, daß acidotische Verhältnisse eine Verminderung der Herzkraft bewirken und Herr Kollege KONZETT hat uns ja ein Diapositiv gezeigt, aus dem hervorging, daß die optimale Leistung wirklich bei einem normalen pH lag. Herr LAWIN hat nun in seinen Ausführungen eine amerikanische Arbeit zitiert, aus der hervorgeht, daß die Acidose keinen Einfluß auf die Herzleistung, bzw. auf den Herzmuskel hat. Hier ist doch eine auffällige Diskrepanz.

Zimmermann: Wir haben auch einige Untersuchungen gemacht, wie sie hier von pharmakologischer Seite vorgetragen wurden und vor Jahren schon beim Heidelberger Anaesthesiekongreß zur Sprache gebracht. Wir haben damals auch die Frage des Excess-Lactat aufgeworfen. Deswegen sei mir zunächst zur Bemerkung von Herrn JUST eine Stellungnahme erlaubt. Wir sind ganz sicher der Ansicht, daß unter zunehmender Acidose die Herzmuskelkontraktivitätskraft nachläßt, und zwar bei einem pH von 7,25 und weniger.

Zu der anderen Frage über das Excess-Lactat eine sehr wesentliche Bemerkung. Das Excess-Lactat in diesem Ausmaß zu interpretieren, wie es hier geschehen ist, erscheint mir für manche Situationen etwas sehr waghalsig, und zwar aus zwei Gründen: Erstens ist unter zunehmender Acidose bei Änderung der Permeabilität der Durchgang des größeren Milchsäuremoleküls anders, als der des Pyruvatmoleküls. Es schleicht sich also hier sicher ein Meßfehler ein, den man bei der Interpretation berücksichtigen muß. Zweitens gilt das Excess-Lactat wirklich nur, wenn der Zustand zutrifft, daß die intracelluläre Veränderung des pH gleichgroß der Veränderung des extracellulären pH ist, da die Wasserstoffionen-Konzentration in die Konstante dieser Größen eingeht.

Eichler: Ich wollte nur kurz auf die Bemerkung von Herrn STEINBEREITHNER eingehen, denn ich weiß nicht, ob ich etwa falsch verstanden worden bin. Die Magendialyse soll keinesfalls die Hämo- oder die Peritonealdialyse ersetzen und ich glaube, darauf habe ich hingewiesen. Wir führen beide anderen Verfahren ebenso durch. Wir sind nur der Meinung, daß es sich in weniger schweren Fällen sicher lohnt, zuerst eine Magendialyse durchzuführen, bevor man die aufwendigeren und auch gefährlicheren Verfahren der anderen Dialysen erwägt. Wir haben sehr ernste Zwischenfälle erlebt und wir haben verschiedentlich Pat. auch zu Zentren verlegt, die so überfüllt waren, daß sie die Dialyse einfach nicht durchführen konnten. Aus diesem Grunde glaubte ich, daß man auf die Magendialyse hinweisen sollte.

Lawin: Zu der angeschnittenen Frage von Herrn Prof. JUST muß ich natürlich noch einmal Stellung nehmen. In meinem Referat – es war ja ein zusammenfassendes Referat – konnte ich mich nur auf Literaturstellen beziehen. Wir alle wissen, daß seit Jahren durch die Literatur ging: Metabolische Acidose = Depression des Myokards. Es sind aber einige neuere Arbeiten erschienen, und ich habe mich hier hauptsächlich auf die Arbeit von DOWNING u. Mitarb. (erschienen im Amer. J. Physiol. 1965) bezogen, die detaillierte Untersuchungen an Tieren gemacht haben. Darin kommt nun zum Ausdruck, daß es zu keiner Depression des Myokards käme, hingegen habe die metabolische Acidose einen Einfluß auf periphere hämodynamische Größen.

Dudziak: Wir haben in Düsseldorf kürzlich einige Untersuchungen zu der Frage Coronardurchblutung und Veränderung der pH-Werte durchgeführt und gleichzeitig den Sauerstoffverbrauch und die Kontraktionsamplitude des Herzens gemessen. Ich kann sagen, daß mit abnehmendem pH, im Bereiche von 7,0, die Coronardurchblutung des Herzens abnimmt. Die Abnahme der Coronardurchblutung ist aber dem erniedrigten Sauerstoffverbrauch angepaßt, so daß es also zu keinem Sauerstoffdefizit kommt. Gleichzeitig kann man aber eine Abnahme der Kontraktion des Herzmuskels beobachten. Bei einer Alkalose, bei einem pH von 7,8, und pCO_2 von 40 mmHg – wir haben alle Untersuchungen bei einem pCO_2 von 40 mmHg durchgeführt –, kommt es zu einer Zunahme der Kontraktionskraft des Herzens und zu einer Zunahme der Coronardurchblutung. Diese Zunahme der Durchblutung der Kranzgefäße ist aber wiederum mit einer Zunahme des Sauerstoffverbrauchs verbunden, es besteht also keine Luxusdurchblutung des Herzens.

Benke: Am Vormittag hat uns Herr LUTZ erzählt, daß das Rheomacrodex als einziges unter den Plasmaexpandern, in den ersten 2 Std zumindest, die Nierenfunktion hemmt. Herr ZIMMERMANN hingegen hat die schlechte Nierenfunktion, kombiniert mit Acidose, durch TRIS und gerade mit Rheomacrodex wieder korrigieren können. Vielleicht läßt sich diese zweispältige Frage beantworten.

Just: Wenn ich hier für Herrn Lutz einspringen darf, so ist es also ohne Zweifel so, daß Rheomacrodex eine effektive Verstopfung der Tubuli herbeiführt, die in weiterer Folge eine Reduktion der Nierenausscheidung mit sich bringt. Das ist eindeutig nachgewiesen. Sie können dies allerdings hintanhalten, indem Sie gleichzeitig soviel Wasser – also sagen wir Glucose oder physiolog. Kochsalzlösung –, anbieten, daß diese viscöse Substanz, die sich nun in der Niere befindet, wieder verdünnt wird. Wenn Sie nun noch Mannit dazugeben, dann können Sie also diesem Verstopfungseffekt in gewisser Weise entgegenwirken.

Zimmermann: Nun, diese Frage mußte sich zwangsläufig ergeben. Ich muß den Diskussionsredner aber darauf aufmerksam machen, daß in der Weltliteratur eindeutig festgelegt ist, daß durch Rheomacrodex die Organdurchblutung der Nieren zunimmt, daß aber die Ausscheidungsfunktion der Niere durch Gaben von Rheomacrodex, bei Vorschädigung der Niere, schlecht ist, und daß sogar eine weitere Verschlechterung eintreten kann. Einfach deshalb, weil die Tubuluszelle gezwungen wird, dieses Dextran aktiv auszuscheiden. Im Gegensatz hierzu steht die Wirkung von THAM, das als osmotisches Diuretikum unter diesen Bedingungen noch eine bessere Wirkung entfaltet, als das Mannit.

Opderbecke: Leider ist die Diskussionszeit zu Ende und wir müssen schließen. Ich danke allen Referenten und allen Diskussionsrednern für ihre rege Beteiligung an den Fragen dieses Nachmittags.

1 Resuscitation Controversial Aspecta. Chairman and Editor: Peter Safar. DM 10,–

2 Hypnosis in Anaesthesiology. Chairman and Editor: Jean Lassner. DM 8,50

3 Schock und Plasmaexpander. Herausgegeben von K. Horatz und R. Frey. DM 18,–

4 Die intravenöse Kurznarkose mit dem neuen Phenoxyessigsäurederivat Propanidid (Epontol®). Herausgegeben von K. Horatz, R. Frey und M. Zindler. DM 21,–

5 Infusionsprobleme in der Chirurgie. Unter dem Vorsitz von M. Allgöwer. Leiter und Herausgeber: U. F. Gruber. DM 7,20

6 Parenterale Ernährung. Herausgegeben von K. Lang, R. Frey und M. Halmágyi. DM 19,60

7 Grundlagen und Ergebnisse der Venendruckmessung zur Prüfung des zirkulierenden Blutvolumens. Von V. Feurstein. DM 9,60

8 Third World Congress of Anaesthesiology. DM 24,–

9 Die Neuroleptanalgesie. Herausgegeben von W. F. Henschel. DM 36,–

10 Auswirkungen der Atemmechanik auf den Kreislauf. Von R. Schorer. DM 14,–

11 Der Elektrolytstoffwechsel von Hirngewebe und seine Beeinflussung durch Narkosemittel. Von W. Klaus. DM 20,–

12 Sauerstoffversorgung und Säure-Basenhaushalt in tiefer Hypothermie. Von P. Lundsgaard-Hansen. DM 18,–

13 Infusionstherapie. Herausgegeben von K. Lang, R. Frey und M. Halmágyi. DM 39,60

14 Die Technik der Lokalanaesthesie. Von H. Nolte. DM 6,–

15 Anaesthesie und Notfallmedizin. Herausgegeben von K. Hutschenreuter. DM 48,–

16 Anaesthesiologische Probleme der HNO-Heilkunde und Kieferchirurgie. Herausgegeben von K. Horatz und H. Kreuscher. DM 9,60

17 Probleme der Intensivbehandlung. Herausgegeben von K. Horatz und R. Frey. DM 19,80

18 Fortschritte der Neuroleptanalgesie. Herausgegeben von M. Gemperle. DM 19,80

19 Örtliche Betäubung: Plexus brachialis. Sir Robert R. Macintosh und W. W. Mushin. DM 12,–

20 Anaesthesie in der Herz- und Gefäßchirurgie. Herausgegeben von O. Just und M. Zindler. DM 39,60

21 Die Hirndurchblutung unter Neuroleptanaesthesie. Von H. Kreuscher. DM 19,80

22 Ateminsuffizienz. Von H. L'Allemand. DM 22,–

23 Die Geschichte der chirurgischen Anaesthesie. Von Thomas E. Keys. DM 48,–

24 Ventilation und Atemmechanik bei Säuglingen und Kleinkindern unter Narkosebedingungen. Von J. Wawersik. DM 32,–

25 Morphinartige Analgetica und deren Antagonisten. Von Francis F. Foldes, Mark Swerdlow, and Ephraim S. Siker. DM 68,–

26 Örtliche Betäubung: Kopf und Hals. Von Sir Robert R. Macintosh und M. Osterle. DM 42,–

27 Langzeitbeatmung. Von Ch. Lehmann. DM 24,–

Erschienene Bände (Fortsetzung):

28 Die Wiederbelebung der Atmung. Von H. Nolte. DM 8,—

29 Kontrolle der Ventilation in der Neugeborenen- und Säuglingsanaesthesie. Von U. Henneberg. DM 19,80

30 Hypoxie. Herausgegeben von R. Frey, K. Lang, M. Halmágyi und G. Thews. DM 48,—

31 Kohlenhydrate. Herausgegeben von K. Lang, R. Frey und M. Halmágyi. DM 18,—

32 Örtliche Betäubung: Abdominal-Chirurgie. Von Sir Robert R. Macintosh und R. Bryce-Smith. DM 38,—

34 Venendruckmessung. Herausgegeben von M. Allgöwer, R. Frey und M. Halmágyi. DM 24,—

38 Respiratorbeatmung und Oberflächenspannung in der Lunge. Von H. Benzer. DM 16,—

In Vorbereitung:

33 Planung, Organisation und Einrichtung von Intensivbehandlungseinheiten am Krankenhaus. Herausgegeben von H. W. Opderbecke

36 Anaesthesie und Nierenfunktion. Herausgegeben von V. Feurstein

37 Anaesthesie und Kohlenhydratstoffwechsel. Herausgegeben von V. Feurstein

39 Die nasotracheale Intubation. Von M. Körner

40 Ketamine. Herausgegeben von H. Kreuscher

41 Über das Verhalten von Ventilation, Gasaustausch und Kreislauf bei Patienten mit normalem und gestörtem Gasaustausch unter künstlicher Totraumvergrößerung. Von O. Giebel

42 Der Narkoseapparat. Von P. Schreiber